西村秀一
国立病院機構仙台医療センター　ウイルスセンター長

新型コロナ「正しく恐れる」

井上亮編

藤原書店

まえがき

新型コロナ禍が世界史的な出来事として記憶されていくことは間違いないだろう。中世ヨーロッパのペスト禍、二十世紀前半のスペイン・インフルエンザ禍が回顧されるのも、社会に与えたダメージがこれらを思い出させるほど大きかったということだ。

しかし、いま私たちが感じている重苦しさ、社会の疲弊は歴史上の感染症大流行とは質的に異なるようにも思える。

新型コロナは世界的に見て北半球の冬から春、そして夏の時期に二つの感染の波があり、九月下旬までの死者数は約百万人（日本は千五百人超）に上った。今後も大きな波が襲来し、犠牲者数が増える可能性はあるが、人口の三分の一が失われたヨーロッパのペスト禍や五千万人から最大一億人が死亡したといわれるスペイン・インフルエンザ禍と比較するとその被害はまだ格段に小さい。毎年流行する季節性インフルエンザでさえ、世界での死者は三十―六十万人（日本では超過死亡が一万人を超える年もある）といわれているのだ。

にもかかわらず、歴史上まれにみる動揺と不安が世界を覆っているのは、その脅威のかなりの部分が疫学とは別次元のもので占められているからではないだろうか。これまでの感染症大流行時には見られなかった、社会活動の停止による経済の損失もその一つだ。それは感染症対策の進歩と人々の意識の高まりが招いた現代的な「禍」ともいえる。

近代以前の時代とは比べものにならないほどリスクの最小化が求められ、ある程度可能にもなっている現代だからこそ、感染症を抑え込む対策で不可避的に生じる損害が感染症自体による損害を上回りつつある。

たとえとして適切ではないかもしれないが、戦場と銃後の関係に似ている気もする。戦争は戦場の兵士だけで行われるものではない。戦場から遠い銃後の国民すべてが国家総動員体制下で個より全体への奉仕を求められる。戦争への「大義」「正義」に従わなければ全体の利益を損なう者として排除される。そのような社会では、個の自由、人と人との心のつながりは失われ、やがて人間の尊厳も否定されていく。それは社会にとって、戦場での損傷よりも深刻なダメージかもしれない。

戦争＝感染抑止、戦場＝病院、兵士＝医療従事者と置き換えてみる。「感染を防ぐ」ための大義と正義が暴走した結果の「自粛警察」や、医療関係者、感染者および感染者を出した施設への不当な差別、中傷などの現象。この息苦しく抑圧的な空気は戦時社会に似ている、と言うのは大げさだろうか。

杞憂とも思えないのは、ＰＣＲ検査を全国民に実施して感染者を網羅的に見つけ出す「社会的検査」のような論があるからだ。それが感染の早期抑止と経済活動の再開につながるという。しかし、誤判定も少なからずある検査で大量に発見され、一時的とはいえ社会から隔離される「感染者」の社会生活に思いをいたす言はあまり聞かない。

かつて社会防衛の名のもと、感染症患者を隔離した避病院やハンセン病療養所のような、治療よりも人間疎外を「正義」とすることを繰り返してはならない。その「正義」に同調しない〝異端者〟を排除する風潮を生み出してはならない。それはウイルスによってもたらされたもっとも甚大な人間社会の損傷となる。

歴史を振り返れば、ウイルスの動きはうつろいやすくとらえどころがない。わからないことがまだまだ多い。新型となればなおさらである。私たちは深い霧のなかを進んでいる。一つの大義、正義を丸呑みして突き進むと数メートル先は断崖かもしれない。

専門家は感染と犠牲者を抑止する「大義」と、そのための方策としての「正義」を語る人たちである。それが善意にもとづいていることは疑わない。ただ、その正義には様々な見方があり、過誤もあることを知っておくべきではないだろうか。

本書は西村秀一仙台医療センター・ウイルスセンター長のインタビューをまとめたものだ。同氏は三五年のキャリアを持つウイルス学者だが、いま一般に励行されている「正義」に疑義を呈しているめずらしい専門家である。疫学的な「正義」一辺倒の専門家が多いなか、それによって社会が被る損失（とくに社会的弱者への影響）を問題視する数少ない医学者でもある。

西村氏はかつてＣＤＣ（米疾病対策センター）に在籍し、ＳＡＲＳ（重症急性呼吸器症候群）の感染現場の台湾に乗り込むなど豊かな国際経験を持つ。感染症史の名著を翻訳し、日本に紹介もしてきた。これらに由来する視野の広さが同氏の言説を支えている。

「正しく恐れる」とはよく言われるが、そのためには正しい情報が必要である。正しく問うことも求められる。そうして得られた知識こそ、暴走した「正義」が人々を傷つけ、社会を疲弊させることを防ぐのではないだろうか。その答えのいくつかが本書で示されていると思う。

二〇二〇年九月

編者　井上　亮

新型コロナ「正しく恐れる」

第2章　「正しく恐れる」ために――「ゼロリスク」を見直す　65

新型コロナ「正しく恐れる」

ものを怖がらなすぎたり、怖がりすぎたりするのはやさしいが、
正当に怖がることはなかなかむつかしい

――寺田寅彦

（随筆「小爆発二件」より）

第1章

「空気感染」を直視せよ

――ウイルス学からの提言――

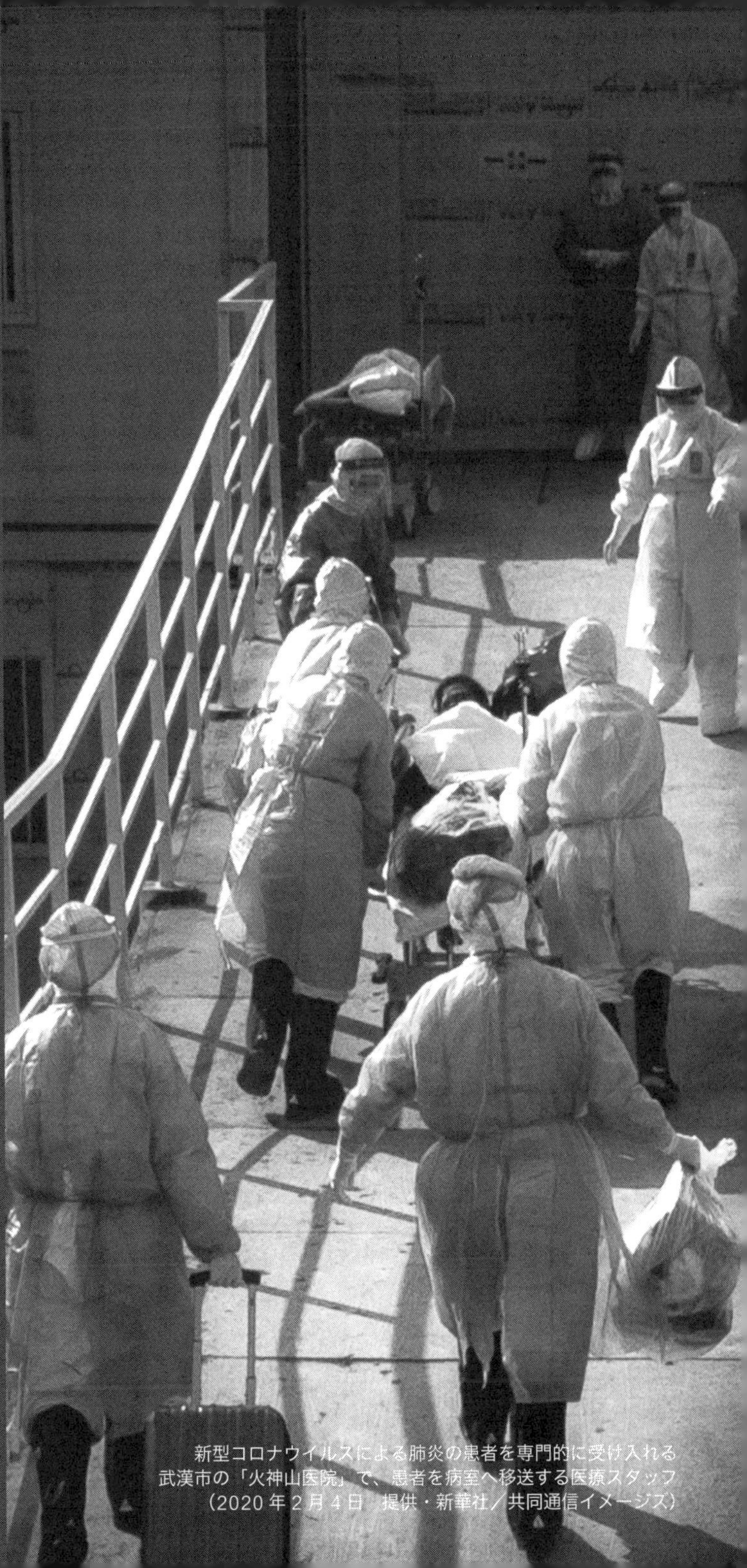

新型コロナウイルスによる肺炎の患者を専門的に受け入れる武漢市の「火神山医院」で、患者を病室へ移送する医療スタッフ（2020年2月4日　提供・新華社／共同通信イメージズ）

アメリカの世界最大の感染症対策機関（ＣＤＣ）から日本の国立感染研へ

――西村さんは国立病院機構の仙台医療センターでウイルスセンター長を務めていらっしゃいます。呼吸器系ウイルス感染症、とくにインフルエンザの専門家として知られています。俗に「スペイン風邪」といわれている約百年前のスペイン・インフルエンザのパンデミックを詳述した歴史書『史上最悪のインフルエンザ』（Ａ・Ｗ・クロスビー著、みすず書房）を翻訳し、日本に紹介されています。これまでのご経歴をお話しいただけますか。

一九五五年、山形県生まれです。大学はいろいろ遠回りして山形大学の医学部に入学しました。卒業後は臨床に行かずに基礎の研究室に入りました。大学の細菌学教室の助手としてウイルス学を研究していました。Ｃ型インフルエンザの研究です。学位を取ったあと「どこかに留学したらどうか」という話になって、アメリカのアトランタにある疾病対策センター（Centers for Disease Control and Prevention: ＣＤＣ）にいくことになりました。世界最大の感染症対策機関です。

――留学は何年からですか。

一九九四年四月からです。アメリカにはナショナル・リサーチ・カウンシルという研究員招聘制度がありまして、最初はそのフェローとしてＣＤＣのインフルエンザ部門で働き、その後、そこで客員研究員になりました。ＣＤＣには二年八カ月在籍して帰国しました。私の山形大の教授《ボス》から突然国際電話があり、「国立予防衛生研究所でポストが空いている

100年前の「スペイン・インフルエンザ」のパンデミックを世界で初めて詳述した『史上最悪のインフルエンザ』を翻訳紹介

ので行ったらどうか」と言われたからです。それで、次は予防衛生研究所で働くことになりました。現在の国立感染症研究所です。

感染研では仕事は充実していましたが、それ以外で結構つらかったんですよ。何しろ通勤が大変で（笑）。神奈川県の茅ヶ崎に官舎があったのですが、そこから新宿戸山にある仕事場まで毎日片道二時間です。山形でもCDCにいたころも歩いて十分もかからないところに住んでいました。それがいきなり通勤二時間の世界に放り込まれまして。この二時間がもったいなくて、電車のなかで本の翻訳作業を始めました。それが*America's forgotten pandemic*（邦題『史上最悪のインフルエンザ』）です。

――電車の中で翻訳作業をするんですか。

そうです。アメリカにいたころにボスのナンシー・コックス（インフルエンザ部門長、WHOインフルエンザ協力センター米国センター長）から本を借りて一度読んでいましたから、内容はだいたい頭に入っていました。あとは日本語に訳すだけでした。電車のなかで毎日毎日。時間はあり余っていますから（笑）。電車を書斎代わりにしていました。そのためには絶対に座っていかねばならず、毎日朝五時に家を出て夜九時に帰るパターンで、東海道線、中央線、山手線と乗り継ぐ電車のなかでぐちゃぐちゃ書きなぐって。休日にそれを清書する形で訳していきました。

――名著といわれるクロスビーの本が電車のなかで翻訳されたとは驚きです。ところで、感染研では主にどのような仕事をされていたのですか。

一番の思い出の話をします。九七年に香港でH５亜型の鳥インフルエンザの住民への感染が見つかり、世界的な問題になりました。それで「おまえ行ってこい」ということになり、香港に送られました。現地調査を行い、患者発生地図を作ったりしました。厚生省（現、厚生労働省）に毎日定時報告しなければならなかったのですが、私はそれに忠実ではありませんでした。せっかく香港まで来たので、いろいろ独自に調べたいことがありました。

でも役所からは毎朝報告しろと言ってきます。それもわからないではなかったのですが、そんなに毎日物事が進展するわけでもなく、私は自分が大事だと判断したことを調べることを優先させました。すると「何だ、あいつは」と命令違反でひんしゅくを買い、間に入った感染研は相当苦労したようです。毎日役所向けのレポートを書くのも面倒でした。そんなことより、現場に入った自分が一番働けることは何かを考えた時、現場に入った人間だけが得られる役立つ情報を得ることだと思い駆けずり回っていました。

アウトブレイクの現場とラボ

これにはＣＤＣでの経験が大きかったと思います。ＣＤＣではラボ（研究室）で実験中心の仕事をしていたのですが、エピ（エピデミオロジー＝疫学）も面白いと思っていました。ＣＤＣではラボのなかに必ず疫学者が一人いて、国内外を問わず何か事件が起きればクレジットカード一枚もらって現場に急行し調査をするのです。当時インフルエンザ部門

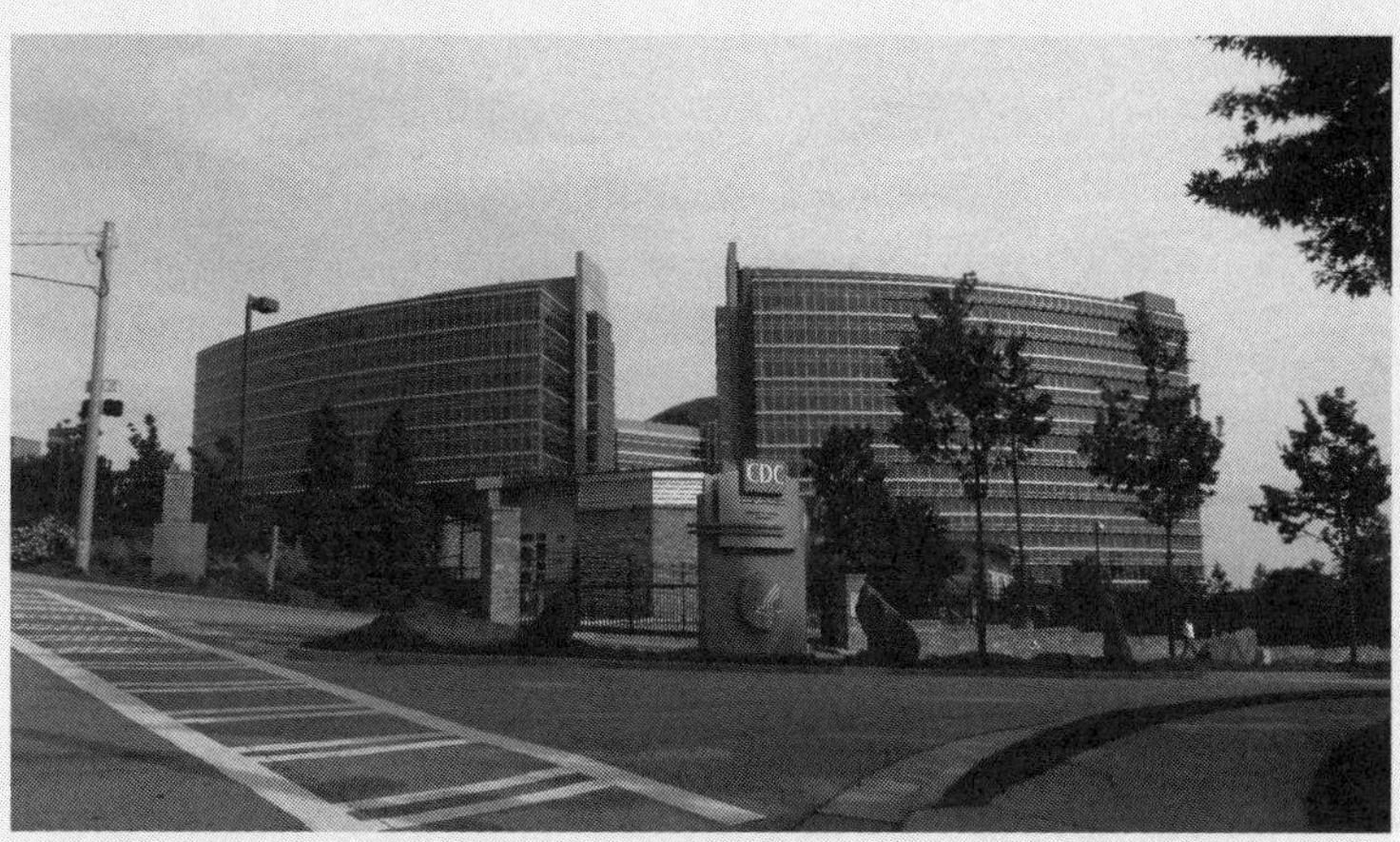

CDC（Centers for Disease Control and Prevention）

米疾病対策予防センター。1946 年、マラリアを中心とした感染症を制圧するために設立された。本部はジョージア州アトランタ。海外の支部も含めた総職員数は約 1 万 4000 人、年間予算約 8000 億円。世界最大、最強の感染症研究機関といわれている。

米国内だけでなく、要請があれば職員を世界各地に派遣し、感染症予防・治療に協力している。2002 〜 03 年に流行した SARS（重症急性呼吸器症候群）では WHO（世界保健機関）が特別編成した国際チームの主力となって活躍。アフリカでのエボラ出血熱（エボラウイルス病）についても 1970 年代の最初の出現以降現在に至るまで、現地と米国で予防と治療に当たっている。

米国は 2001 年の同時多発テロ後の炭疽菌事件でバイオテロ対策を強化。感染症を安全保障上の脅威と位置づけており、CDC は感染症が国境に達する前に防御し、米国の安全保障のために世界の新たな病原体、疾病と戦うことを任務としている。

しかし、「米国ファースト」を掲げるトランプ政権により予算が大幅に削減された。米国が新型コロナ流行の初動対応に失敗し、感染者数が世界最多となったのは CDC の弱体化も要因とも言われている。

（写真 Entrance to the headquarters of the CDC, by Daniel Mayer (CC BY-SA 3.0)）

のエピは、のちにＷＨＯで大活躍するKeiji Fukuda（ケイジ・フクダ）でした。

ＣＤＣでは毎週水曜午前に大講堂で水曜セミナーという疫学の報告会がありました。毎回非常に興味深いテーマでの世界各地に行った人たちによる報告があり、出入り自由なのでそこに欠かさず通っていました。ＣＤＣは政府からかなりの独立性を付与されていて、調査、研究を自由にやっていた。必要があれば独自の判断で世界中を飛び回り情報を集めてくる。そういうのがエピの仕事だろうなと思っていたし、必要な場合に独自の放送設備を使ってＣＤＣから直接国民に対して情報を提供する。そんなＣＤＣに尊敬の念を持っていました。

香港でのアウトブレイク（感染症発生）の現場に入ったからには、まさにそのセミナーで学んだようなことがやりたくなるわけですよ。だけど、そういうことは許されない。結局は厚生省の下請けの立場なんですね。役所から見れば感染研の研究者なんてヒエラルキーの下の方なんです。現場を見るというよりも厚生省の顔色を見ているような感じでした。

香港ではＣＤＣが送り込んでいたケイジ・フクダにばったり出会い、彼から貴重な情報を分けてもらいました。そして私のあとに香港に来た感染研の岡部信彦先生（のちに感染研感染症情報センター長、現川崎市健康安全研究所長）を引き合わせしました。その後、彼の感染症情報センターは、ＦＥＴＰ（実地疫学専門家の養成コース）の制度をつくりました。あちらこちらに出かけて調べてくる遊撃隊のような疫学者の教育をする場です。

後にWHOで大活躍するケイジ・フクダとCDCで出会う

CDCのEIS（Epidemic Intelligence Service）を真似てやろうということだったのでしょう。私はこの出会いがそのきっかけだったのではないかと勝手に思っています。

私が香港に行ったのは九七年十二月の中頃で、結局クリスマスも香港にいました。帰国したあとはずっとH5亜型鳥インフルエンザのワクチンづくりの仕事していました。感染研の同僚とともに正月から五月の連休明けまで一日も休まず働きました。私は本来ラボの人間ですから。オールジャパンの体制で、いろんなテクニックを持った人たちの力を全部かき集めて、それぞれの得意なテクニックを掛け合わせて、なるべく短い時間でワクチンのもとを作ろうというプロジェクトでした。

それぞれの局面では研究者同士の競争もあります。私の自慢は、強毒の鳥インフルエンザウイルスの遺伝子に弱毒化の変異を入れた遺伝子を大腸菌プラスミドに入れ込む作業の競争で一番だったことです。他の人たちが古典的な手法でなかなかうまくいかないときに、アメリカでやっていた手法を思い出してそれを使っちゃおうということになって、やってみたら一発でうまくいった。それから先、ワクチンづくりは順調に進んだんです。

――仙台に移られたのはいつごろですか。

ワクチンが出来上がったころに仙台に行く話が持ち上がりました。感染研では引き止められたのですが、思うところがあって東京を離れる決断に至り、「行きます」っていって振り切るように仙台に行きました。二〇〇〇年四月です。感染研には三年半程度いたことになります。そして国立仙台病院（現、独立行政法人国立病院機構仙台医療センター）に移りウイルスセンターを仕事場にするようになりました。こちらに来たおかげで、ほとんど何ものにも縛られることなく、自分がやりたいことを思いっきりやらせてもらっています。資金面では大変ですが、何とか工夫して大暴れしています。

――西村さんが翻訳されたもう一冊の大著『豚インフルエンザ事件と政策決断（The epidemic that never was : policy-making and the swine flu affair）』（ニュースタット、ファインバーグ著、時事通信出版局）は仙台で翻訳作業を始めたんですか。

CDCの図書館で見つけ、貸し出しカードにボスの名があったので読み始めたのですが、なかなか手強く、取っ付きがいかなくて長い間放置していました。夜な夜なだれもいない図書館で原書をコピーしていたものを日本に持って帰っていました。そのコピーを早稲田の製本屋さんで製本し、感染研に通勤する電車のなかで最初からじっくり読み始めました。

――こちらも電車のなかですね。

そうです。読み始めたら、やはり大変な出来事だったんだと改めて思いました。『史上最悪のインフルエンザ』の翻訳が本になったのは仙台に移ってからなので、まだその翻訳も本になっていない時期でしたが、「こちらも訳して日本に紹介すべきだ」と漠然と思っていました。実際には仙台でクロスビーの『史上最悪のインフルエンザ』の翻訳が終わって、いよいよ「次の仕事」として本格的に浮上してきたんです。

一九七六年にアメリカで、一九一八年のスペイン・インフルエンザと抗原性が類似したインフルエンザウイルスによる感染の報告がなされました（一五六頁参照）。最悪のパン

ワクチンは、政策の意思決定者が、専門家の意見をどう受け止め決断するか

デミックが起きることを危惧した厚生官が全国民への一斉ワクチン接種を大統領に進言して、急遽史上最大のワクチン事業が開始されました。

しかし、流行は起きず、他方でワクチンの副作用が疑われる事案が頻発して事業は中断されました。この出来事はワクチンの副作用問題だけではなく、専門家の意見を政策の意思決定者がどのように受け止め、決断していくべきかという重要な教訓を残しました。こういう貴重な歴史的事実を日本にも紹介していく必要があると思ったのです。

仙台に移ったあと、H5亜型の鳥インフルエンザの報告が世界中からあり、日本でも「ワクチンはどうするのか」「接種の優先順位はどうするのか」などが大きな問題になってきていました。自分はワクチン開発のアクセルを踏んだ側だと思っていたので、その弊害といいますか、考えられる問題点も指摘しておかなければいけないということを痛感していました。アクセルを踏んだ人間はブレーキを踏む義務もあります。この本の存在は、たぶん日本人でも私一人しか知らない。自分がこの本を翻訳して多くの人に知ってもらうしかないと思いました。

そしていま、コロナ禍で政府がいろんな決断を行っています。その決断プロセスを考える上で、この本は非常に貴重な視点を提供してくれます。また、ワクチンや新たな治療薬の開発競争が世界中で行われており、それらが実用化される日がそう遠くない将来来る可能性が高いのです。そのときにこそ、この本にある教訓を生かしてもらいたいと願っています。

二〇〇三年のSARSで台湾へ

――二〇一九年の年末、中国の武漢で原因不明の肺炎患者が続出しているという情報があり、年明けにその原因が新型のコロナウイルスと発表されました。西村さんは新型ウイルスの情報をいつお知りになりましたか。そのときにパンデミックにつながるような重大事案だという認識はあったのでしょうか。

今回、武漢で変なウイルスが出てきたぞ、という情報は年末にProMEDで見ていました。

――ProMED？

世界中の感染症情報が得られるサイトです。メールでいろんな感染症情報が提供されています。感染症の世界では有名なネットワークです。世界中の感染症研究者が見ています。二〇一二年のMERS（中東呼吸器症候群）のときも、「サウジアラビアで変なのが出てきた」という情報をいち早くProMEDで知ることができました。

今回の新型コロナも、ProMEDに中国でおかしな肺炎が発生しているという情報があり、嫌な感じがしていました。あと付けではないですが、本当にそう思いました。これはフォローしておかないといけないと。そうしたら、だんだんそれが広がっているという情報になってきて、年が明けてからうちのラボで預かっている中国人留学生らが騒ぎ出しました。新型のウイルスが見つかったと言って。それは何だって聞くと、コロナだという。「新型

近年の主要な新興感染症

■21世紀に入って世界的に流行した新興感染症は、2002年11月に初めて中国南部広東省から報告された非定型性の重症肺炎**SARS**（Severe Acute Respiratory Syndrome＝重症急性呼吸器症候群）がある。

2003年7月5日にWHOから終息宣言が出されるまで、香港、台湾、東南アジアなど32の地域と国で8000人を超える症例と800人近い死亡例が報告された。幸い日本では1例の感染もなかった。

■2009年4月にはメキシコや米国でブタ由来のウイルスの遺伝子の一部を持つインフルエンザウイルスA/H1N1pdm09が出現し、それによる**新型インフルエンザ**が非常に短期間のうちに世界へ広がった。日本では夏前に流行期に入り、約2000万人が感染した。

■2012年9月にはまたも新型のコロナウイルス（MERS-CoV）による**MERS**（Middle East Respiratory Syndrome= 中東呼吸器症候群）がサウジアラビアやアラブ首長国連邦など中東地域で広く発生。高熱や肺炎を引き起こす感染症で、感染源はヒトコブラクダとされているが、ウイルス学的にはSARSと同じくコウモリのウイルスにまで遡れるとされている。有効な治療・予防法は確立しておらず、致死率は約35%と高い。感染地域は主に中東地域だが　2015年には韓国で輸入感染症として国内に入り、院内感染で多くの感染者と死者を出している。確定患者は世界で約2500人、死者は900人弱。現時点で日本人の感染報告はない。

■また、新興感染症ではないが、1976年にザイール（現在のコンゴ民主共和国）とスーダンで最初の流行が始まった**エボラ出血熱**が、2014年に西アフリカ3国（ギニア、リベリア、シエラレオネ）で過去最大の流行を示し、再興感染症となった。現在はコンゴでも再燃している。当初は多臓器不全や全身の出血が見られることで知られていたが、再興してからは嘔吐や下痢などでの脱水による低血圧からショック死に至る例がほとんどになってきているため、WHOは出血熱ではなく「**エボラウイルス病**」と呼んでいる。

しました。

のコロナだったらSARS（重症急性呼吸器症候群）といっしょじゃないか」とびっくり

SARSには思い出がありました。二〇〇三年に流行したとき、国立国際医療センターのチームが北京に行ったのですが、帰国してから隔離措置に遭って、その後に国外に出られなくなりました。台湾から外務省を通して専門家の応援の依頼が来たのですが、外に出すチームがなかった。厚労省のいろんなチームも全部出払っていました。そこで仙台の私に白羽の矢が立ったんです。正直いいますと、私も怖かったから、あまり気が進まなかった。CDCのエピの連中も特別機でアメリカに引き払ったとの情報もあって、「やつらが逃げ出すくらいなら相当面倒な感染症だ」と思っていました。

すると当時の院長に「西村、いままで偉そうなことをいろいろいってきたよな」といわれたんです。「地域のパンデミックプランニング」と称して、仲間を集めて新型インフルエンザに対する勉強会などを開催していました。本や雑誌に意見を発信したりしていたわけです。SARSという新たなウイルスが出てきたのに、ここで尻込みして行かなかったら、「おまえ、誰も信用しなくなるぞ」というようなことをいわれまして。「じゃあ行きます」ということで、台湾に行ったわけです。クロスビー（『史上最悪のインフルエンザ』の著者）からは「無茶するな。命を大事にして必ず帰って来い」のメールが来ました。悲愴な覚悟です（笑）。

台湾は勉強になりました。あちらの空港で報道陣に囲まれて何か言わねばならず、「We

2003年流行したSARSのときの台湾での貴重な経験

are on the same boat」などとかっこいいことを言い、翌日の朝刊の一面で、日本からの専門家が来たと報道されました。実際には対策という面では、台湾の方が日本より格段に進んでいました。台湾政府の早朝に始まる全国を中継で結んだ対策本部会議のなかにも入ったし、向こうの厚生大臣にも会いました。台湾がＳＡＲＳという未知の感染症にどう対処し、立ち直っていったかをつぶさに見てきました。そのときの経験と記憶が頭にありました。それで今回、中国で原因不明の肺炎の情報が出たとき、これが変なことにならなきゃいいなと思いながら、状況を見守っていたんです。

武漢封鎖を中国政府に決断させた英雄・鍾南山（中華医学会会長）

――今年一月の時点では、われわれ一般国民の間ではほとんど危機感はなかったと思います。感染者を乗せたクルーズ船ダイヤモンド・プリンセス号が二月に横浜港に入港してから大騒ぎになったという印象ですが、専門家から見て一月時点での捉え方はどうだったのでしょう。

新型のウイルスが出たという時点で、「これはＳＡＲＳだな、ＳＡＲＳとほとんど同じだろう」という漠然とした認識はありました。ProMEDや国際雑誌などで少しずつ情報は出ていました。中国の大学の研究所で教授をしている友人がいるんですが、武漢のあと広東省でも感染が広がりました。そのとき、彼らがすごく苦労しているのを聞いていました。朝から晩までというか寝る時間も削ってＰＣＲ検査をやらされて、もうへとへとで死にそうになっているって。

これは感染して死ぬ以前に過労死だな、とか思いながら状況を見ていたら、向こうから「日本は大丈夫か」というメールが送られてきたんですよ。こちらからは「PCRやるくらいで、防護服にN95マスクのゴーグル、そんな厳重な装備で仕事するのは疲れるだけでかえって危ない。そんな必要はないんじゃないか」と返信しました。

彼は、二〇一三年に中国で出てきた新型のH7亜型鳥インフルエンザの感染対策で活躍していて、日本に呼んで講演をしてもらったこともありました。鍾南山《しょうなんざん》（中華医学会会長）という中国の大家の弟子で、若いころにJICA（国際協力機構）の援助でウイルスセンターでウイルス学の研修を指導したことに始まった仲間というか、親しい関係です。

SARSは中国の広州と香港が震源地だといわれているのですが、鍾南山のリーダーシップにより中国での感染が抑え込まれ、彼はそれで国家的英雄となり中国の感染症対策の大ボスとなっています。二〇一一年、東日本大震災のあと、尖閣問題で反日の嵐が吹き荒れた広州に、私はシンポジストとして呼ばれて訪れましたが、そのとき、鍾南山は私に「よく来てくれた」と労をねぎらい、「被災した一般の日本人の、避難所での整然とした姿に非常な感動を覚える」と言ってくれたことを覚えています。

その鍾南山こそが、今回の新型コロナで武漢のロックダウン（都市封鎖）を中国政府に進言した人です。武漢で原因不明の肺炎が広まっているという情報が入った時期に、彼が視察に行ったんです。そこでいろいろ調べてみて、これは大ごとだと判断して、すぐ封鎖しろということになったらしい。彼が封鎖しろといわなかったら、中国政府は封鎖しなかったと思います。そのくらいの影響力を持っている人です。

——当時、武漢のロックダウンの情報が世界に流れたときは、欧米でも日本でも、あんな強権的な手段をやらなくてもいいんじゃないかという声が出ていましたが、あれはやはり正しいやり方だったのでしょうか。

ロックダウンをしなかったら、中国全土にもっと広範囲に感染は広がっていた

結果的にはそうですね。ロックダウンをしなかったら、中国全土にもっと広範囲に感染は広がっていたはずです。幸か不幸か強権的なことがやれる国だから収まった。とにかく、その決断をもたらしたのが鍾南山なんです。

——結局、欧米でもその後、同じことをやりましたからね。

SARSのときも同じようなやり方で、北京など各地を封鎖して感染を抑えたと評価されて、鍾南山は国家的大英雄になりました。その英雄が出てきて、それまで隠されていたいろんな情報を彼の力で全部吐き出させた。行政が表に出してなかった情報をとにかく全部出せって命じて、データを手元に集めた。それを見て、これは予告なしにロックダウンするしかないと判断したようです。予告するとみんな武漢から逃げ出して感染が外に広がるから、いきなりやったわけです。

H7亜型の鳥インフルエンザがどうやって広がったかというと、市場を封鎖すると予告したからです。処分する鳥がもったいなくて、その鳥を持って外に逃げた人間がいました。それで他の地域に感染が広がった。感染というのは結局、人間が広げているんです。だか

ら鍾南山は予告なしの封鎖を決断したんでしょうね。とにかくここでロックダウンをしないと中国全土がダメになると。その後の中国の感染状況を見ると、それは多分正しかったんでしょう。彼の決断力に脱帽です。

ところで私の中国の友人の話に戻りますが、ＰＣＲ検査で寝る時間もなく死にそうになるほど働いていたという話を聞いて、日本で同じような状況になったときに、これは大変なことになると思いました。私の知っている検査技師たちやＰＣＲ担当者たちの顔が思い浮かびましたよ。

ないものねだりのＰＣＲ検査推進論

――一月の時点で、日本でＰＣＲ検査の目詰まり、いわゆるＰＣＲ危機が来ることは予想されていましたか。

ある程度は。二〇〇九年の新型インフルエンザ流行の際もかなりＰＣＲ検査をやらされて大変だったんです。やっている人たちは寝る間もなかった。私は傍目で見ていただけだけれども。今回も当初ＰＣＲ検査をしなければ診断できなくて、それしか手段がないような形になってＰＣＲ頼りになってしまうと思いました。二〇〇九年の再現というか、もっとひどいことになるだろうなと。感染が不安だから確かめたい、というのまでＰＣＲ検査をやっていたら大変なことになるとは思っていました。

やみくもに検査をしなかったからこそ、重症者が手遅れになるのを避けられた

こちらは実情を知っていますから。ＰＣＲ検査にはいろんな欠点があるし、検査キットの在庫もそんなにないんです。検査を際限なくやったらあっという間に使いきってしまう。本当に深刻な状況になったときに検査ができなくなる恐れがあります。目詰まりだという批判がありますが、検査数を抑えたのは一つの賢い選択であったと思います。

ないものねだりをしてもしょうがないんです。潤沢ではない検査キットを早急に使い切ってしまったらどういうことになるか。将来のための備蓄も考えないといけない。子供じゃあるまいし、隣の国がこうやっているから自分たちも同じにしなくちゃいけないとか、そういうロジックではダメだと思います。自分たちの持っている資源を最大に活用するためにはどうしたらいいかを考えるのが大人の対応でしょう。

熱が出て具合が悪いのに検査をしてもらえないと、不安になる気持ちはわかります。でも、日本全体のことを考えたときに、それで本当にいいのか。ＰＣＲ検査のいろんな限界をわかっていて行うのと、全然理解せずにやみくもにやるのは違う話でしょう。そこがわかっていない素人が、検査をどんどんやれと、検査をしないのは悪であるかのようなことを言っている。やみくもに検査をしなかったからこそ、軽症者で病院があふれかえって重症者が手遅れになって亡くなっていくようなことが、結果的に避けられたのだと思います。

――ＰＣＲ検査数を抑制したゆえに、春からの日本の被害は少なくてすんだということですか。

いまになって思うと賢い選択だったといえるでしょう。たとえば、もしもうちの医療センターに人的にも資材的にも余力があって、来院した患者を全部収容する能力があるので

あれば、PCR検査をどんどんやればいいと思います。でも医療のキャパシティーがないときに、検査で陽性になっただけでみんな入院させていたら、病院はパンクじゃないですか。これからもPCR、PCR、PCRと叫んであちこちでPCR検査をやる機運でしょう。陽性の人を全部病院に入れていったらどうなるか。病院は、隔離目的ではなく、治療中心で動かさないといけません。感染がかなり広がってきた時点で優先順位を決めないといけない。軽症者が重症になる場合もありますが、問題は重症になったとき、あるいはその疑いが強くなったときのことです。ある程度の絞り込みが必要になるのです。

当初、政府はそういうことをきちんとわきまえていたのかなと思っていましたが、そのうち世論あるいはメディアの声に押されて、首相がPCR検査をどんどんやると宣言した。PCR検査数が少ないのは政府の不作為のように野党もガンガン言い出し、政府批判の道具のように使われました。資源と能力があるのならそういう戦略でよいと思いますが、そういう状況ではないのだから、それは戦略じゃないですよ。先のことをまったく考えていない。

理に適った検査とは?

PCR検査で感染の有無を全部診断できると考えるのは間違いなんです。「偽陰性」の問題があるんです。実際は感染しているのに、発症する前の時期はなかなか検査で陽性に

PCR 検査

PCR はポリメラーゼ・チェーン・リアクション（Polymerase Chain Reaction ＝ポリメラーゼ連鎖反応）の略。DNA 遺伝子を増幅させる技術で、この反応を用い、検体中のウイルスの存在をウイルスの遺伝子を増幅させて調べる方法。遺伝子の量を反応 1 サイクルごとに倍加させるので、反応サイクル数を上げていけば、わずかなウイルス量でも検知できる。

1980 年代に米国で行われた研究が元となって世界中に広く普及しており、結核や B 型・C 型肝炎はじめさまざまな感染症の判定に使われている。ウイルスの遺伝子情報がわかっていれば、ほぼどんな感染症でも検査できる。

今回の新型コロナウイルスの場合には、ウイルス遺伝子が RNA 遺伝子であり、最初に RNA 遺伝子を DNA に変換させる反応が必要である。検査は鼻やのど、痰《たん》あるいは唾液から検体を取り、そのあとに試験をスタートさせる。機材と反応キットによって、反応時間は短いものから長いものまでまちまちで、最低検出限界も異なる。また、従来は検体中の遺伝子量まで定量できるものだったが、時間効率を上げるタイプのものはそれができないものが多く、欠点として指摘されている。

どのような検査にもあることだが、感染していないのに陽性の結果が出る「偽陽性」、その逆の「偽陰性」となる場合があり、100％正しい判定はできないことに、注意が必要である。偽陰性の確率は 3 割といわれている。

また、判定は検査時点のものであり、陰性とされても、その後感染する可能性もある。

留意すべきは、PCR は検査時の検体中での遺伝子の存在を示すだけであり、生きているウイルスがどれだけあるかということは、この検査ではわからないということである。たとえば、不活化して空中を浮遊しているウイルスが、たまたま吸われて鼻腔に張り付いていたものを検出すれば、陽性と判定される。

ならないことがあります。あるいは逆に、陽性の結果のように報告されても実は感染していない、「偽陽性」だってあります。ＰＣＲで陰性だからといって感染していないという話にはならないし、陽性でも患者とするには当たらない場合もあります。ＰＣＲ検査には限界があることを理解しないといけません。それにＰＣＲ検査でウイルスが検出されたからといって、必ずしもそこに生きているウイルスがいるわけではありません。

また一口にＰＣＲ検査陽性といっても、本当は量的にものすごく少ない遺伝子量しか検出されていない場合もあります。それでも、まるでオセロゲームのコマのようなシロクロ判定がなされています。判定はクロでも偽陽性かもしれませんし、本当に陽性だったとしても生きているウイルスはいない濃度かもしれません。これはＰＣＲ検査の定量性（ＰＣＲ検査で通常のやり方であればウイルス量の情報まで入手できる）の部分を活用しないやり方で、その弊害はあちこちで起きていると思われます。数値的に丁寧に検討すれば他人への感染の恐れもないのが明らかなのに、学校を休校にしたり、大々的に環境消毒をやったり、さらに周囲の大勢の人たちのＰＣＲ検査をしたり……。

症状もなくて、とっくに生きているウイルスがいない量しか検出していないのに、陽性だということだけで退院させられなかったりします。せっかくの定量情報をあえて活用しないだけではない。今は、ＲＮＡ抽出操作不要で検査時間の短いＰＣＲキットによる検査も使用が認められ、とくに自動化されたＰＣＲシステムでの大量の検体処理で使われてきていますが、その場合には、定量情報は得られない検査になっています。ＰＣＲ検査を増

何のためのPCRか。何より重要なのは、ウイルス陽性者の症状

やせと騒ぐ人たちは、こうした検査の欠点を理解したうえで叫ぶべきです。何のためのPCRか。私は経済を回すためのPCRという考え方がどうしても好きになれません。結局、オセロゲームでの盤上の色の具合を眺めるような、あるいはシロクロつけてクロだけどこかに隔離する。シロクロの境の人のことは考えていないし、自分はあくまで傍観者で、クロにはならないという立場での発言にしか聞こえません。クロになったら、自分も自分の周囲もどれだけ大変な目に遭うかを想像せずに言っています。

私は、検査はそれを受ける人のためにあると考えます。検査の結果に少しでも疑問があれば、普通の検査であれば再検査し、その数値をもってその方のその先のことを考えてあげる。そういうために検査があります。検査を受ける人はオセロのコマではありません。一人の人間です。ここに、大きな違いがあります。

これから再度大きな流行が起きることを想定すれば、ただやみくもにPCR検査をやるのではなく、検査を理に適ったものにしていく必要があります。とくに治療のプロセスに対応した検査が大事になってきます。PCR検査の結果を量的に見て、「これ以下だったら無視していい」というように、「えいっ」とバッサリやるような、そういう賢いデータの集め方をしないと、これからはとても持たなくなると思います。この程度の遺伝子量しかウイルスが出ていないとわかったら、入院さえ必要ないというような、賢い線引きの仕方をしていくべきです。何より重要なのは、ウイルス陽性者の症状です。悪化傾向にあるのか、経過を見守るだけでよいのかの判断です。ウイルス量のデータはその臨床判断の補

助材料として役立ちます。

コロナとはそう簡単に離れられないと覚悟しないといけません。ウイルスが突然消えてなくなるような神風も期待してはいけない。薬やワクチンはそう簡単にできるわけじゃありませんから、それまでは上手にコロナをかわしていくような方法を考えていくべきです。

クルーズ船で確信した空気感染

――横浜に入港したクルーズ船の話になりますが、西村さんは実際に船に乗り込まれたと聞いています。

行きました。厚生労働省から国立病院機構に要請があり、全国の所属病院に協力要請が出され、仙台医療センターにもそれが届きました。「誰か行ってくれる人はいませんか」と。いろんな役割があってそれなりの人員が必要とされますが、そこにずっといられる人ばかりではないので交替で行きます。

――船が入港した当初から行かれたのですか。

最初からではなく、ほとんど終わりかけのころです。依頼されたところがまずやるのは搬送の仕事ですね。患者を船から病院に送るのに自分の病院の救急車を使うんです。医師、看護師、技師等がチームを組んで救急車に乗り込んで、患者を各地の受け入れ施設に運ぶ。これには結構手を挙げる病院が多いのですが、船のなかに乗り込んでいく仕事には手を挙

テレビで「接触感染だ」と、想像でものを言う“専門家”たち

げる人は少ないんですよ。「誰が行くんだ」ということになって、私が行くことにしました。私が担ったのは検疫の仕事でした。感染者の病状を確認して下船を許可する仕事で、日本各地から来たＤＭＡＴ（災害派遣医療チーム）の方々がずっと頑張っておられましたが、私はそのお手伝いをしました。「国立病院機構から検疫官として来てくれたのは、先生が最初で最後です」と感謝されました。

本来はラボの長が行くような現場ではないのですが、とにかく船のなかを見たかったんです。そこで何が起きているか自分の目で確かめたかった。実はこのころ、すごく腹が立っていることがありました。船のなかに入って感染管理を指導してきたという何とか学会だの専門家といわれる人たちが、テレビで「接触感染だ」と断定していたことです。想像でしかないものを、まるでその場を見たかのように、「患者は、船内の共用部分やドアノブなどに触って感染した」と言う。船で働いていた人が手を洗わないでウイルスを各部屋に持ち込んだ、とまで話していました。

私は、そういうことはないと思っていました。エアボーン、つまり「空気感染」（三七、一七七頁参照）だと考えていました。だから実際に行って確かめようと思ったんです。ドアノブなどを拭ってウイルスの有無を確かめる道具を持っていって、隙を見ては環境検体を採取しようとたくらんでいました。「接触感染」はそんな簡単には起きないことを証明してやろうと。でも、結局止められました。いくらデータを採っても、船長あるいは船会社の了承がないし、役所など他にも了承が必要だと諭されたからです。ちょうど感染研の

人たちが船に入ってその手の仕事をするというので、「じゃあ、道具を置いていくからよろしく」といって船を降りたんです。

でも結局、彼らが調べたのはほとんどが患者のいた部屋の中でした。患者のいた部屋でウイルスが出てもそれは当たり前ですよ。そうではなくて、「接触感染」があるというなら、共用部分の手すりだのあちこちのドアノブなどを調べてみないとわからない。そういうところを調べないうちから、手から感染するなんていっているわけです。私は船に乗り込む前に船の簡単な構造を書いた文書を入手していて、空調の仕組みを空調の専門家と一緒に見ていました。これは「空気感染」するよな、と思わせるような構造でした。だから、事前に伝手を介して厚労省にそれを伝えようとしました。「空調を止めないとダメだよ」と。どんどん空気感染が広がるという話をしたつもりだったのですが、結局、現場には伝わっていませんでした。

中規模マンション三〜四棟分もあるような船内を歩いていて、これは絶対に「接触感染」ではない、と思いました。船内のいたるところがウイルスでベロッと汚れてない限り、乗客が汚染物に触れることでこれほど感染が広がるわけがないと。あの船の空調は、各部屋の空気をまとめてもう一回各部屋や廊下に循環させる構造でした。外からのフレッシュな空気は三〇%しか入ってこない。感染していない人の部屋に、感染した人の部屋の空気がどんどん入って混じりあってしまう。

だから船の乗客・乗員だけではなく、応援のために乗り込んでいる外からの助っ人たち

感染様式

病原体の感染の様式は、どのような視点で見るかによってさまざまな分類がなされている。

◉だれとだれの間で伝染するか――感染源から周囲の人に広がる感染を「**水平感染**」という。感染した母体のウイルスが胎盤を経由して、あるいは出産時に膣中で伝染する母子間の感染などは「**垂直感染**」といい、風疹・B型肝炎・エイズ、サイトメガロウイルスなどの感染がある。
◉感染源の外に出されたウイルスが何に含まれるか――咳などで出る生体由来の粒子のうち、飛沫にウイルスが含まれてそれで感染すれば「**飛沫感染**」であり、飛沫が乾いた飛沫核でなら「**飛沫核感染**」である。空中に浮く粒子をまとめてエアロゾルというが。その意味で空中に浮く飛沫と飛沫核による感染は「**エアロゾル感染**」である。インフルエンザがその代表であるが、今回の新型コロナウイルスもこの範疇に入る。
◉病原体が何を介して移動するか――先の粒子が空気を介して移動して伝染すれば「**空気感染**」であり、空中に浮くエアロゾルを介した感染はエアロゾル感染であり空気感染でもある。この観点では、インフルエンザも今回の新型コロナウイルスもこの範疇に入る。

水を介して感染すれば、流水であろうがコップで汲まれた水であろうが「**水系感染**」である（たとえばA型肝炎ウイルスやウイルスではないがコレラなど）。物体の表面の汚染物に触れた手指を介しての粘膜組織への間接的な伝搬によって病原体が付着するのを「**接触感染**」（たとえばライノウイルス）といったりする。食べ物を介せば「**食物媒介感染**」（たとえばノロウイルス感染症やA型肝炎ウイルス）、血液を介すれば「**血液媒介感染**」（たとえばB型やC型肝炎ウイルス）、蚊などの昆虫に媒介されれば「**昆虫媒介感染**」（デングウイルスや日本脳炎ウイルス）といった具合である。
◉ウイルスがどこから体の中に侵入するか――結膜であれば「**結膜感染**」、腸管であれば「**腸管感染**」、呼吸器であれば「**呼吸器感染**」である。

病原性ウイルスは、それぞれが特有の感染の仕方をしており、上記のような分類の組み合わせでそれぞれの感染様式をとらえるべきである。

――彼らはもちろん手洗い等は細心の注意をしている――の間からも感染が出てしまう。何かに触ったとか手洗いが不足していたとか、そういうことではないのです。患者となった船員が暮らしている船倉の船員居住区域の部屋を訪れたり、迷路のような通路を歩きながら、一抹の恐怖とともに、空気を介した感染だと私は確信し、思わず装着しているN95マスクの密着度を確認しました。

空気感染は完全には証明されていません。でも接触感染である証拠もないんです。患者の部屋のトイレや使っていた枕でウイルス遺伝子が見つかりましたといっても、それはなんら驚くことではありません。船の共用部分が本当にどこもかしこもウイルスで汚染されていたのか。清掃マニュアルには、きちんと共用部分の定期的な拭き掃除があって、実際に清掃は頻繁に行われていたという証言もあります。船内スタッフのせいにするような発言は、働く彼らを貶めることになります。接触感染の可能性はかなり低かったと見ています。でも、空気感染のことをよく知らないテレビの〝専門家〟には、「空気感染というのは麻疹、水痘、結核にあるだけで、コロナの空気感染なんてあり得ません」と言い放ち、鼻で笑う人もいました。

でも最近になって、ダイヤモンド・プリセンスの感染拡大事例は空気感染である、という報告が米国から出てきています。私の考えていた通りであり、それが日本発の論文にならなかったことが悔しいです。

「空気感染」のことをよく知らないテレビの“専門家”たち。「空気感染」とは?

人が落下飛沫を吸い込むには、掃除機並みの吸引力が必要

――「空気感染」についてもう少し詳しく説明してください。

「空気感染」は厄介です。このウイルスに対しては誰も免疫を持っていませんでした。そのため呼吸器系に直接入ると、極めて少量のウイルスでも感染してしまう。人は空気を吸うことは止められませんから、感染の可能性は高くなります。厄介ですが、その感染の仕組みがわかればそれなりに対策を立てることはできます。

インフルエンザの話をしますと、「飛沫感染」と「接触感染」と言われていますが、これも「空気感染」です。感染管理の専門家だという人たちは、なにかと接触感染にしたがりますが、そんなことはない。3密(密閉空間、密集場所、密接場面)の状態になれば、インフルエンザも空気感染します。インフルエンザで飯を食っている本当の専門家ならほとんどがそう思っているはずです。

重力落下する飛沫で感染するという説もありますが、口から出てすぐに下に落ちるような飛沫で感染する可能性なんてほとんどないと思います。○・数秒で下に落ちる飛沫をどうやって吸い込むんですか。人間の鼻の穴は下を向いています。それが呼吸器に吸い込まれるためには、掃除機並みの超人的吸引力が必要です。口からも鼻からも吸い込みでは同じです。たまたま口があいたときにタイミングよく飛沫が入ってくるか、目の前でぶっかけ

大飛沫による感染の非現実性

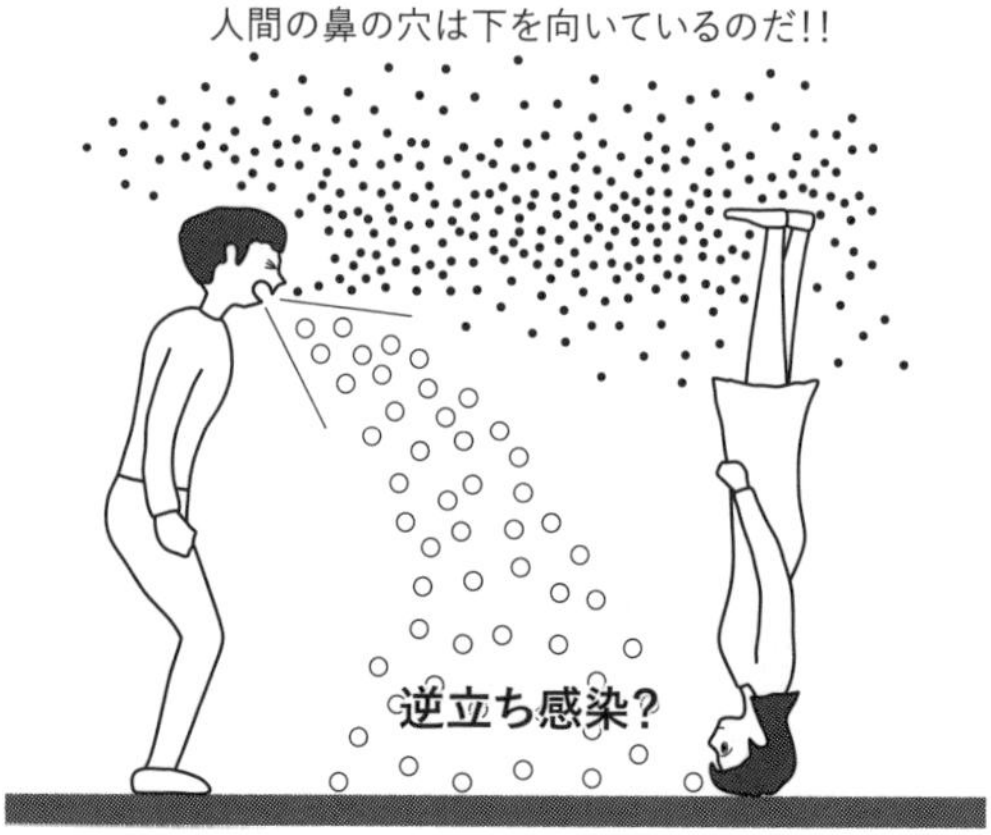
人間の鼻の穴は下を向いているのだ!!
逆立ち感染?

③瞬時に重力落下する大液滴で感染するためには?

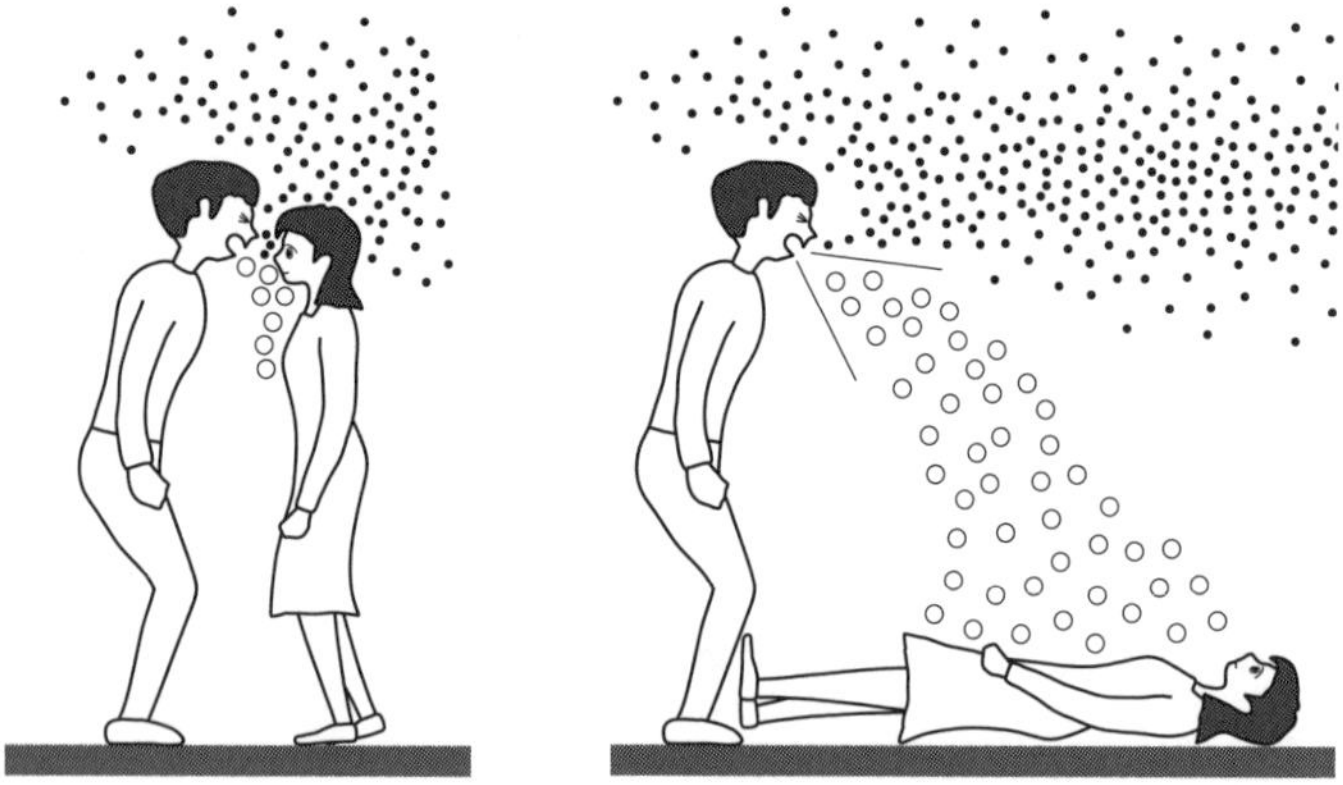

④例外的な空間配置
（左）ぶっかけ、あるいはぶっかけられ感染が成立
（右）落下飛沫による感染が成立

咳・くしゃみの放物線落下す

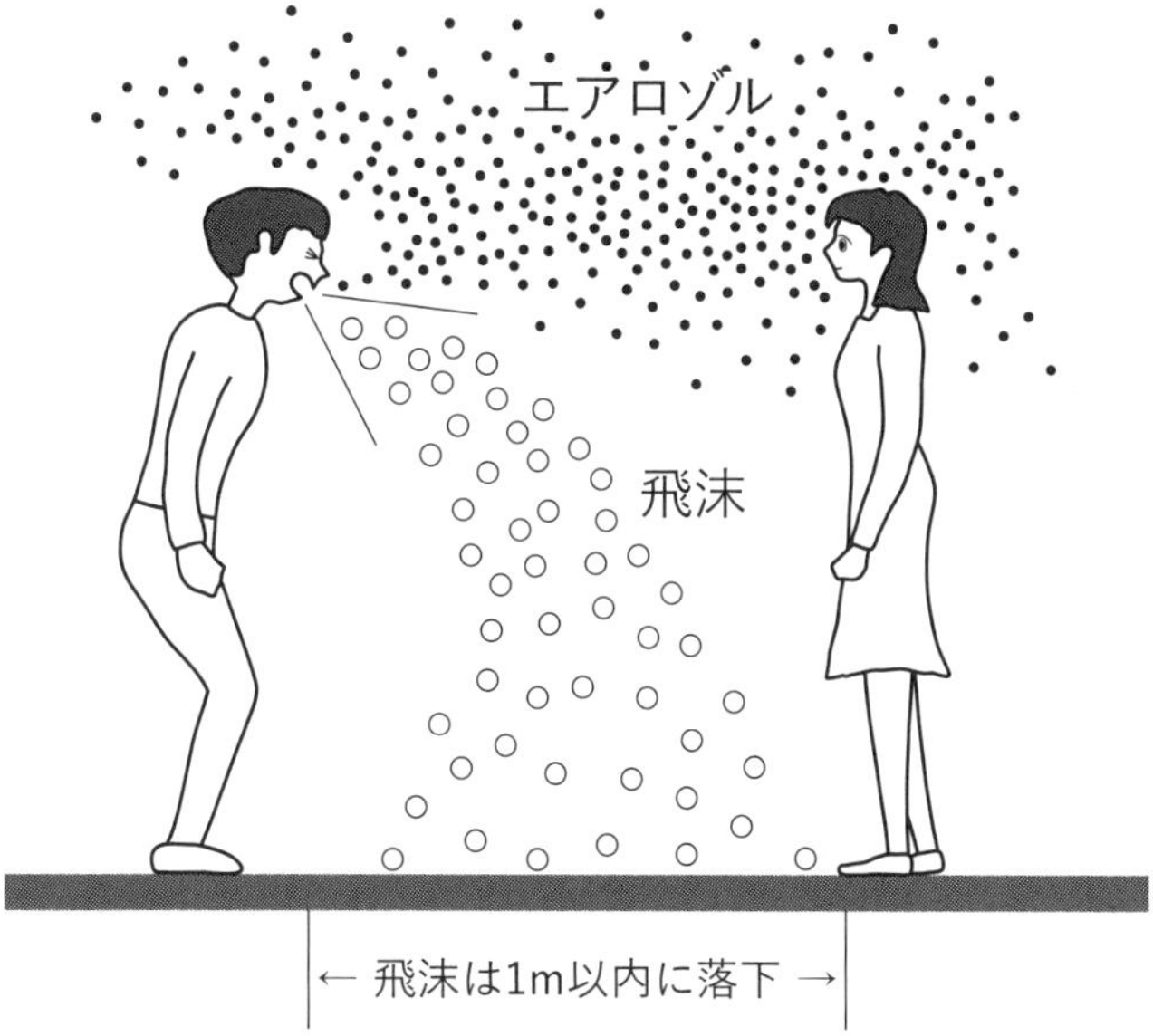

①咳やくしゃみから生じる飛沫のゆくえ
（放物線落下大飛沫と浮遊粒子）

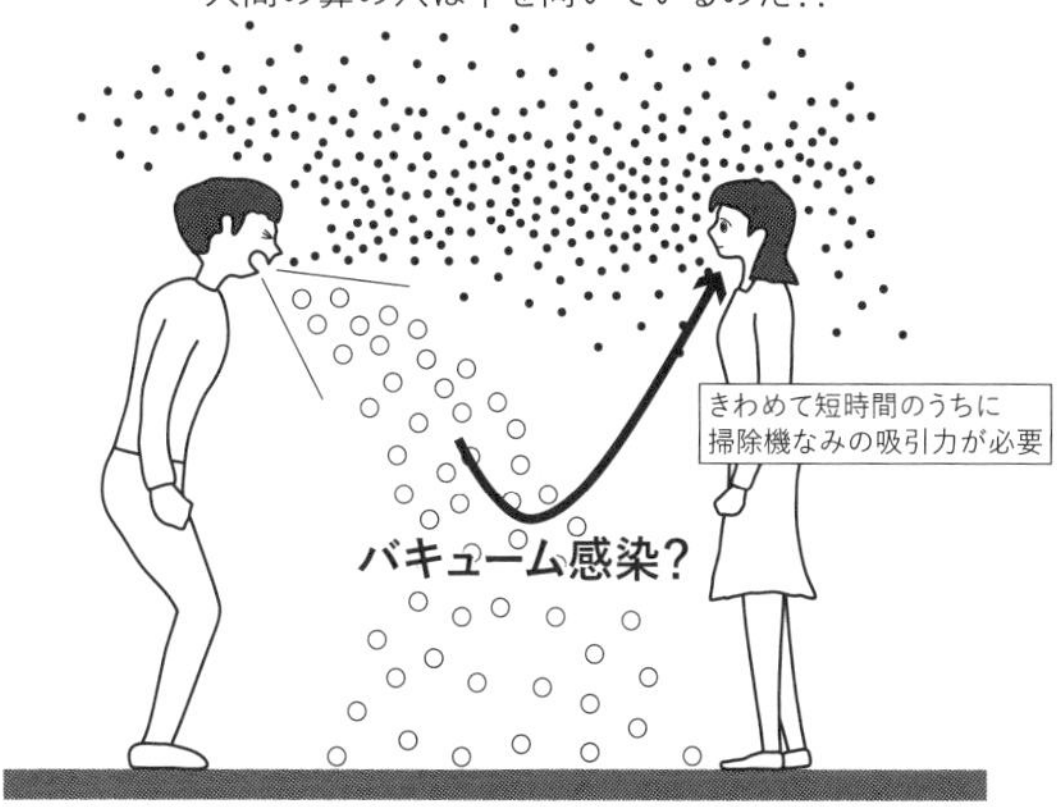
人間の鼻の穴は下を向いているのだ!!
バキューム感染？

②瞬時に重力落下する大液滴で感染するためには？

られないかぎりあり得ません。空気感染しか広がりようがない。では通常の季節性インフルエンザが、コロナのように爆発的に広がらないのはなぜかというと、みんながある程度免疫を持っているからです。過去にインフルエンザに感染した人は、何らかの免疫を持っていて感染しにくい。免疫を持っている人が感染するにはある程度のウイルスの量が必要です。例外は子供たちと新型のインフルエンザです。

今回のコロナは、みんなが免疫を持ってないから、量が少なくても感染してしまう。インフルエンザだって、免疫を持ってない人で実験した論文があるのですが、ウイルスが数個レベルで感染する。インフルエンザはいったん流行すると、麻疹や水痘、結核と違って患者が広範囲に広がるので、どこで感染したのかわかりにくいことも、空気感染の証明を難しくしている大きな理由のひとつです。

二〇〇九年の新型インフルエンザのときは、空気感染が見られました。免疫を持っている人がいませんから。今度のコロナでも新型インフルのときと同じ状況が起きるな、と思っていました。各地の病院で院内感染の発生がニュースになっています。反省の弁として、手洗いが不十分だったとか、パソコンのキーボードをケアするのを忘れていたとか、そんな話がまことしやかに出ていますが、そういうことではありません。服を着替えるときに髪の毛を触った、などという話は想像の域を出ていませんし、そんな「耳なし芳一」の耳のようなことだけで感染が大きく広がるわけがありません。患者のいる場所で同じ空気を吸っていたからです。

空気感染がないなんていう人がいるから、マスクの着け方がおざなりになる

マスクをしていたのに、といいますが、それはマスクの着け方が悪かったんです。サージカルマスクなんて、ちゃんと着けなかったら鼻隆部や頬部にスカスカに隙間ができて空気が入ってきます。着けてないのと同じです。そういうマスクをしていたのに感染したということこそ空気感染の証拠です。密着性の高いN95マスクであれば空気感染を防ぐことはできますが、それも装着の密着度が問題です。マスクを着けていても感染するのは、マスクの素材が悪いんじゃなくて、着け方が悪いわけです。空気感染がないなんていう人がいるから、マスクの着け方がおざなりになっている。これはある意味で人災です。空気感染を真面目に警告していれば、もっと緊張してマスクを装着するはずです。

接触感染の呪縛から解放を

感染の実情がわかればそれなりの対処ができます。なのに、どうしてこれまで空気感染が排除されてきたかというと、対策が大変になるからという話があります。対策が大変になるから認めないのだったら、いつまでたってもウイルスの制御はできません。大変なものをそれなりにちゃんと工夫してやっていくのが、とるべき道です。大変なもの、本質に目をつぶって、まるで「裸の王様」のお話状態です。安易な方法を続けていたら、今後も院内感染は続いていきますよ。

でも、空気感染を主張する声が世界の学者から出てきました。空気感染がないなどとい

うおかしな感染管理に牛耳られているのは世界中どこも一緒で、それに対して大きな違和感を持っているウイルス学者を中心とした人たちが、連名で声明を出したわけです。私も署名しました。

――二〇二〇年七月六日に世界の科学者約二百四十人が出した公開書簡ですね。コロナの主な感染要因は空気感染であり、それを前提に感染予防策をとるべきだと。ＷＨＯ（世界保健機構）は、それまでずっと空気感染に否定的で、感染管理としては、飛沫感染を想定したソーシャルディスタンシング、接触感染を想定した手洗い、アルコール消毒のみを奨励していました。

空気感染でなければ説明できないような様々な事例がいくつも報告されてきており、この公開書簡もあって、認めざるを得なくなったのでしょう。アメリカは七月から舵を切り直しました。マスクは大事だ、ということになってきた。「サージカル」じゃなくて「Ｎ95」にしろとかね。日本でも少しずつ空気感染が言われ始めてきました。空気感染はありえない、手洗いが大事だとか言っていた人たちが。変わり身が早いですね。自分は前からそう言っていた、というふりをする人もいます。あるいはあくまで空気感染と言いたくないから、「マイクロ飛沫感染」などという言葉を造り出してきて、さも新しい概念のようにこの言葉を広めようとしています。でも、マイクロ飛沫って何？　マイクロって何？　大きさの定義は？　ここで言う飛沫の定義は？　これは従来あるエアロゾルという概念に含まれるものであり、いうなれば「エアロゾル感染」であり、エアロゾルを運ぶ媒体に注目すれば「空気感染」になります。

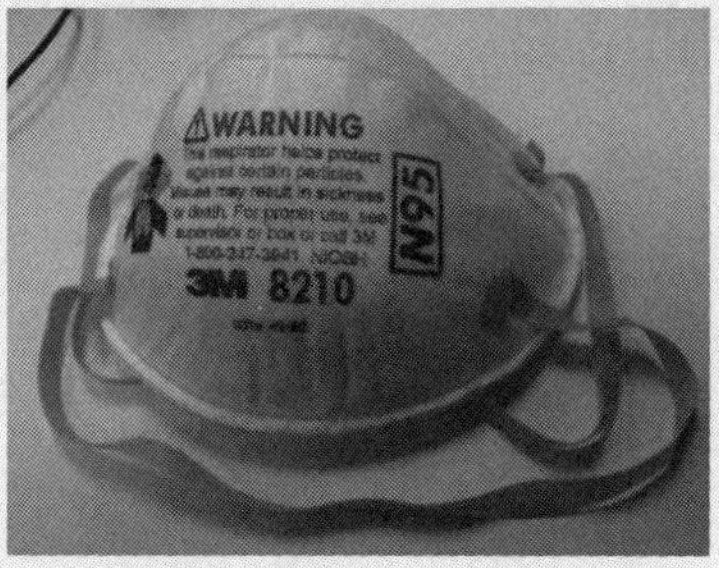

マスクの種類

マスクには、ガーゼマスク、不織布マスク、サージカルマスクや、生物化学兵器などを想定した防毒マスクなど、目的別に様々な種類がある。

「**ガーゼ**」は一枚のガーゼを何枚も折り重ねたもの。「**不織布**」は素材の繊維を織らずに結合させてシート状にしたもので、厚みや柔らかさを自由に変えられる。

高性能マスクには「**N95 マスク**」がある。米国労働安全衛生研究所（NIOSH）が定めた規格で、塩化ナトリウムを微細サイズの試験粒子として 95％以上の捕集効率が保証されたものをいう。ウイルスを含む外気から装着する人を守るため、顔面に密着するように設計されている。感染症患者に対応する医療関係者に装着が推奨されている。（日本では、厚生労働省が定める国家検定規格の RS2 区分（取り替え式）と DS2 区分（使い捨て式）に合格した防塵マスクが、N95 に相当する粉塵捕集効率を有している。）

ただ、N95 は目が細かすぎて長時間着用には難があり、健常者の予防用には奨められない。

「**サージカルマスク**」は、もともとは手術中の外科医の会話で飛沫が手術野を汚染しない目的のものであったが、現在感染管理の上では、装着することで、ウイルスなどを含む粒子を大気中に放出するのを防ぐ目的で使用される。素材としては N95 に近い捕集効率を持つものが多いが、密着性に難があるため、空気感染のような空中にウイルスが浮遊しているような状態での感染「防御」を期待するには、密着性に相当気を配る必要がある。

（写真 A NIOSH N95 particulate respirator by 3M that can filters at least 95% of airborne particles, by Banej (CC BY-SA 3.0)）

とはいえ、まだ世間に対する説明の多くは、接触感染に費やされています。それは的を外しているだけでなく、一般の人たちに対して、いらぬ恐怖を植え付けています。コロナウイルスが、そこら中に「ペンキ塗りたて」状態で存在するかのように受け取られています。多くの人たちが、手指・環境消毒で強迫神経症気味になっています。一方で、空気感染となったら、花粉症の花粉のように、そこらへんの空気にうようよウイルスがいるかのように錯覚させられています。私はそうした心の呪縛から一般の人たちを解放してあげなければと思っています。そのためには、理屈に合った接触感染の合理的なリスク評価と、空気感染の正しい知識を啓発していくべきと思い、いろんなところでそれを発信しています。

感染の広がりは病原体の量に依存する

――「空気感染」についてはどれほどの確証があるんでしょうか。

間接証拠でしかないのは確かですが、空気感染でなければ説明できない事例はいくつもあります。先の公開書簡にも書かれていますが、接触感染も確かな直接証拠はないんです。証明した人はいない。飛沫感染にしても、これしかないと証明した人はいません。同じように、空気感染を確固たる証拠で示したのもない。三つとも同じレベルの条件なのに、一方的に空気感染だけ除外するのはおかしいというのが、私を含めた公開書簡の科学者の考

一般の人たちを、いらぬ恐怖や心の呪縛から解放したい

えです。人と人との間が極端に離れている長距離の感染の有無については保留するけれども、短距離、中距離の空気感染は間違いなくあります。

これまでの感染管理の教科書的な本とされるものの中でも、空気感染は定義があいまいなんです。それなのに、空気感染がないとかあるとかいっている。空気を介してウイルスを含む粒子（厳密な意味での従来のエアロゾル）の吸入で感染するものを空気感染と言えばいいだけのものを、なぜか先に挙げた麻疹、水痘、結核に限定しています。どちらが定義かわからない本末転倒状態です。それ以外の感染症にも空気感染事例はいくつもあります。距離が遠いとか近いとか関係なく、空気の流れに乗ってきたものを吸って、感染するのが空気感染ですよ。よく、空気感染なら莫大な数の人が感染するなんて言って反論する人がいますが、それだって間違っています。**どれだけ多くの人が、あるいはどれだけ遠くの人が感染するかは、患者から出る生きた病原体の量に依存します。コロナ患者からもインフルエンザ患者からもそんな莫大な量のウイルスは排出されていません。**

教科書的説明に戻って言えば、感染の様式はいろいろあって、一番わかりやすい例を挙げれば空気（エアボーン）の代わりに水を介するウォーターボーンという様式、日本語で「水系感染」というのもあります。水に含まれる細菌、ウイルスで感染する。それは距離と関係ない。コップの中の水でも何キロも先から流れてきた水でも、病原体を含む水を飲んで感染すれば水系感染です。これと並べてみればわかりやすいでしょう。

上気道での増殖が多いと感染力が強い

――素朴な疑問なんですが、二〇〇三年のSARSのウイルスはSARS-CoVで、今回はSARS-CoV-2です。同じSARSウイルスのバージョン2です。いずれも新型で人々に免疫がなかった。なのに二〇〇三年はアジアの一部地域と飛び火したカナダの病院内で収まりました。今回のウイルスは、なぜこのような深刻なパンデミックになったのでしょうか。

そこはまだわかりませんね。今回の方が空気感染する性質の強いウイルスなのかもしれません。喉や口ですごく増殖する性質のウイルスだったら、そこから咳や強い息を介して体外に出ていくのも早くなる。肺の奥だけで増殖するウイルスだったら、なかなか体外に出ていきません。今回は上気道の方でウイルスが増えている患者が多いのではないかと思います。

二〇〇三年のSARSの患者は肺炎が中心でした。重症性肺炎といっていましたから。ウイルスは肺の奥に入っていて、上気道にはあまり出てこない。そうすると体外にばらまく量が少なくなるので、感染してから相当時間が過ぎないと他の人に対する感染力はないんです。肺のなかでウイルスが増えて、それが上気道の方に上がってきて効率よく外に出ていけるようになるころには、患者はもう肺炎がひどくて動けない。これでは病院内での感染は起きても広く一般社会では拡がらない。このあとに出てきたMERS(中東呼吸器

2003年のSARSウイルスと同じ型のウイルスなのに、今回はなぜこのような深刻なパンデミックになったのか？

症候群）でも状況は同じで、院内感染さえ抑え込めれば感染の連鎖は止められたのですが、今回は違っていたということです。肺炎にまでなって動けなくなる人は確かに出ていますが、そういった人たちが市中での感染を広げているわけではありません。

重症肺炎になるようなH５亜型の鳥インフルエンザでも意外と感染の広がりはないんです。一方、季節性のインフルエンザはほとんど上気道でウイルスが増えるから、体外にボンボン出ていくので感染が広がりやすい。二〇〇九年の新型インフルエンザも日本では上気道での感染が主流の流行でした。今回のコロナは上気道での増殖が多いために感染力が強いのではないでしょうか。あくまでまだ想像のレベルの話ですが。

――やはり同じSARS-CoVでもウイルス自体の性質の違いはあると。

そうです。まず、ウイルスのレセプター（細胞側と結合する受容体）が違います。それらは上気道に多いようで、上気道どころか唾液腺や舌の細胞にも多くあり、それらの上で増えてもおかしくないという人までいます。実際に患者の唾液の中にもウイルスがたくさんいます。真偽のほどは私にはわかりませんが、そうしたことが感染様式に関係するとか、唾液でのＰＣＲ検査も可能であるという話にもつながってきているようです。

「ファクターX」を興味本位で言うのは無意味

――感染者数、死者、重症者数など欧米と比較して日本を含めたアジア諸国の被害が少ないことが注目されています。「ファクターX」なんていわれ方もしています。どうお考えですか。

申し訳ないですが、私にはまだよくわかりませんね。でも、いまの時点ではあまり意味がないと思います。どうしてかというと、この感染症の流行はまだ終わっていないからです。終わってから考えることですね。それがわかれば、より一層感染管理が楽になるとでもいうのかもしれませんが、どうもそうではなく、メディアが興味本位で書きたてているという感じがしています。いまのところ考えられる要因はマスクぐらいでしょうね。店頭からあっという間にマスクがなくなるぐらいのマスク好きの国民ですからね。それによって市中での感染が抑えられ、それなりに重症者や死者が出ない。満員電車でも皆がマスクをしていればそこで感染が拡がることはほぼありません。

東南アジアはどうなのかというと、シンガポールは最初は感染者数が抑え込まれていて非常に優等生だったけれども、そのあとにどんどん増えているじゃないですか。出稼ぎ労働者がいっぱい詰めこまれている居住区で増えているようです。密になるかならないかのことではないでしょうか。インドでも人が密集しているスラムは蔓延しているようです。フィリピンでも感染は広がっている。ベトナム、韓国、台湾、日本だけを見てアジアは被害が小さかったといいますが、アジアをひとくくりにしていいものかと思いますね。

――ニュージーランドも感染者は少ないわけですからね。アジアだけじゃないような気がします。

アジアといっても様々でしょう。どこまでがアジアの定義なのか。どこそこの国は、といういい方ならまだいいかもしれませんが。日本だって東京と岩手は全然違うわけですよね。

日本を含めたアジア諸国で被害が少ないのはなぜか

――岩手県は二〇二〇年七月末まで感染者ゼロでした。これは謎ですね。

岩手県人は「ファクターX」を持っているんでしょうか（笑）。感染者の多い東京などから入ってくる人が少ないからかもしれませんよ。七月末以降に少しずつ感染者が出ています。大都市圏と比較すれば圧倒的に少ないですが、冬にもっと大きな流行の波が来たらどうなるかわかりません。日本全体に言えることですが、マスクや3密回避などの感染対策がしっかりと続けられていたらいいけれども、かなり緩んだ状態で冬に入っていくと怖いですよ。国民の大部分はいまのところ感染していないのだから、そのときにとんでもない大流行が起きる可能性もあります。入院患者が山のように増えて、医療体制が崩壊するかもしれない。私はそれがすごく怖いです。

だから、いまの段階で考えておかなければならないんです。軽症者は病院とは別の場所に収容するとか、重症化のファクターを早く見つけて、重点的に医療施設に集めるとか。そういうことをする手だてを考えておかないと。やたらにPCR検査をやって無症状の感染者を見つけることが本当に適切なのか。症状のない人からも感染するといわれていますが、それがどれほどメジャーな事象なのかは確定していません。無症状の人でPCR検査でウイルスが遺伝子として検出される人たちはいるけれども、遺伝子だけでは感染力を持ったウイルスがいるかどうか、わからない。人にうつさない人だっています。そういう人たちは検出されるウイルスの遺伝子の量をもとに判定して、ある量以下なら入院しなくてもいいという判断も必要でしょう。そういう施策をいまから決めておかないとダメですよ。もしも本当にPCR検査を無制限にやるというなら。

リスク評価をして基準を定めよ

PCR検査は患者がほとんどいないような所でいくらやっても資源の無駄です。陰性であっても偽陰性がいるだろうし、そこで陽性が出ても偽陽性の可能性が高い。この春の時点で対象を絞らないでPCR検査をやっていたら、とんでもないことになっていたはずです。検査というものは対象を絞ることが基本なんです。陽性率がある程度高い集団を対象にしないと本当の陽性が出てこない。専門的には「事前確率を上げる」という言い方をすることがあります。真の患者でない人たちを含め、あるいは症状のない人たち、あるいは別の理由で軽微な症状を示しているだけの単なるPCR陽性者をすべて病院に入れて、厳しい退院基準で長期入院させていたら、病院が破綻し地域医療全体が崩壊していたかもしれません。

〝悪人〟と批判されようとも、そこの事情を世の中にちゃんと説明する人がいなかった。それが理解できていないか、最初からそういった耳障りな話は聞きたくないという人たちの声ばかりが報道され、検査の制限が非人道的な悪であるかのように非難されてきました。

患者がほとんどいないところでのPCR検査は資源の無駄。検査は対象を絞ることが基本

そのうち国全体が総崩れになるようなことさえ起きかねないのに。

政府の入院基準が当初のものから変わりましたね。入院して十日たったらもう退院してもらってもいいことになったでしょう。あれが一つの答えかなと思います。最初から無症状者は入院させない方がいいけれども。疫学的、臨床的なデータはそろっているはずなんです。ＰＣＲ陽性者は二割程度しか二次感染を起こしていないとか、発症からある程度時間がたったら、たとえウイルス遺伝子が検出されたとしても、生きているウイルスは検出されないとか。そこから先に感染が広がらないのなら、病院ではなく自宅療養でいいと思います。

そういうデータをきちんと出して、「ここまでならいい」という線をどこかで引くべきです。スーパー・スプレッダー（感染力が強く、多数の人に感染させる人）はいるとは思いますが、そこだけに焦点を合わせて全体の対策を立てるととんでもないことになりかねません。一人がＰＣＲ検査で陽性になっただけで、その周囲で「接触者はみんな二週間自宅待機」では、社会が立ち行かなくなってしまいます。これからはひとりひとりのデータを検討しリスクを評価して、それをもとに次のステップを考えていくようにすべきです。私たちの知っている医学というものは、もともとそういうものであったはずです。

アメリカでの話ですが、感染者の美容師がマスクをして百数十人の客に対応していても二次感染者は一人も出ず、自宅でマスクをせずにいたらパートナーに感染させたそうで、論文にもなっています。そういうことであれば、今後もし最悪、地域で多くの感染者が見

つかるような事態になった場合には、症状の悪化がないことを確認しつつ経過を見ながらマスク着用の厳守とこまめな換気だけで経過を見ることでいいのかもしれません。家に高齢者がいる場合は部屋を分けるとか工夫は必要ですが。必要に応じた感染管理様式といいますか、しっかりした戦略を決めていかないと、社会全体がめちゃめちゃになっていく感じがします。

その過程でおそらく一部の人は犠牲になるでしょう。それは私かもしれませんし、私の家族かもしれません。でも残念ながら、ゼロはありえません。それは避けられない。犠牲になった人の遺族や関係者は当然、ちゃんとしてくれていたらこんなことにならなかったと非難するでしょう。一人でも犠牲者が出たら、政策決定者は「人でなし」であるかのような世論が形成されるかもしれません。

その気持ちはわかりますが、社会全体の幸せはそういうわけにはいきません。どこかで心を鬼にして、「ここで線を引く」という考え方を持たないといけない気がします。そこはもう誰かが悪者になって引き受けるしかありません。それをやるのが政治家です。「これは社会全体の幸せのためだから」といえる人がいればいいんですが。いまはそこまでやれる人はいないでしょうね。その逆で、一人の犠牲者に寄り添って正義の旗を振る、そちらの方が選挙民の受けはいい。

ヒューマニズム的には、一人の犠牲も出さないとか、一人でも苦しむ人を出さないようにしようというのは、理想としてはあると思いますよ。そんなことは現実には無理だと言

社会全体の幸せは、「ここで線を引く」という考え方を持ってやるしかない。誰かが悪者になっても。それをやるのが政治家

うと、「おまえは全体主義者か」と批判されるかもしれませんが。でも、そこの議論を恐れてはいけないんです。いまの世の中でこういう議論をすると非難ごうごうでしょう。でも、何もやらないと全体が崩壊するようなことになっていく可能性があると思います。

乾燥する冬に死亡率は高くなる

――欧米と比較して、これまでの日本の重症化率と死亡率は低い方で、重症化しやすいといわれている高齢者も全員が重症化して死に至っているわけではありません。軽症の人もいます。この分かれ道はその人の持っている病気や体質のせいなのでしょうか。

体質もあるとは思いますが、私が考えているのはそこではないんです。それはまだ冬になっていないからですよ。他の病気でも夏と冬を比べると、冬のほうが死亡率は高くなりますから。二〇〇九年の新型インフルエンザも夏に流行したから、患者はほとんど軽症で済みました。冬に大きく流行していたら重症化率、死亡率は高くなっていたと思います。百年前のスペイン・インフルエンザも、多くの国で春ごろからの第一波は、感染者の数がすごく多かったけれども死亡率は低かった。冬に起きた第二波は、感染者の数は第一波よりもかなり少なかったけれども死亡率がすごく跳ね上がった。人間の体が冬には病気に抵抗しにくくなっていることがまず一つ。もう一つはやはり空気感染で説明がつきます。

欧米で死者がものすごく出ていたのは冬です。日本でもクルーズ船ダイヤモンド・プリ

ンセス号が横浜港に来着したのは冬でした。北半球では夏になってから死亡者は減っているのではないですか。夏になって空気感染の効率が落ちた可能性があります。高温高湿度環境によってウイルスが空中で死にやすくなったからではありません。夏でも感染者あたりの重症化率は、冬とほとんど同じです（ただし例外は高齢者です。私は、これは高齢者特有の「誤嚥」と口内のウイルスが関わっていると考えています。六二頁参照）。湿度が冬に比べ高いため、感染者が出すエアロゾルの乾燥速度が遅くなり、粒子径が比較的大きいうちに伝搬したためという考え方の方があります。

人の口から出てくる咳や呼気に伴う粒子は、タンパク質その他の物資と水分を含んでいます。そういうもので空中に浮遊するものを、大きさや乾燥の程度にかかわらず「エアロゾル」といいます。すぐに落下してしまうものを除き、乾燥して粒子の径が小さくなっていきます。そのプロセスは環境の相対湿度に依存します。夏は時間がかかり、冬は極めて短時間です。夏は湿度があるため乾燥が遅くなり、またタンパク質がいっぱい入っているとますます遅くなってきて、粒子が大きいまま空気の動きに乗って浮遊します。

粒子の径が小さければ肺などの下気道に直接到達してそこで病巣を拡げて重症化をもたらす可能性が高くなりますが、大きいものは鼻腔などでひっかかって鼻風邪程度、あるいは無症状の感染で終わる可能性があります。

それを考えると、冬を迎えたときに要注意です。粒子が小さいから、吸ったものが肺まで行ってしまう。いきなり肺炎から始まる重症化例が多くなる可能性があります。私の解

いわゆる飛沫と飛沫核、エアロゾルの関係

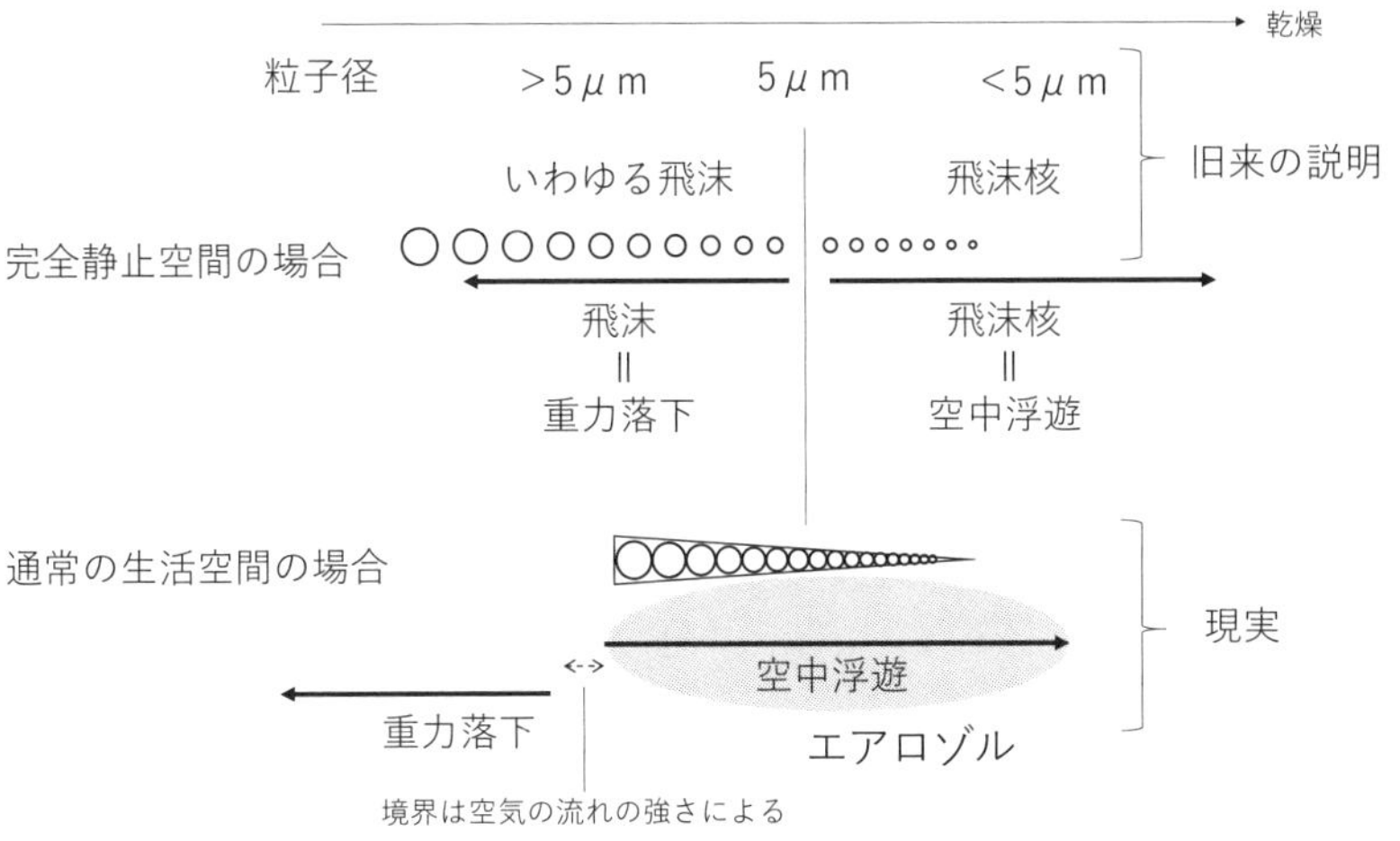

エアロゾル感染と空気感染

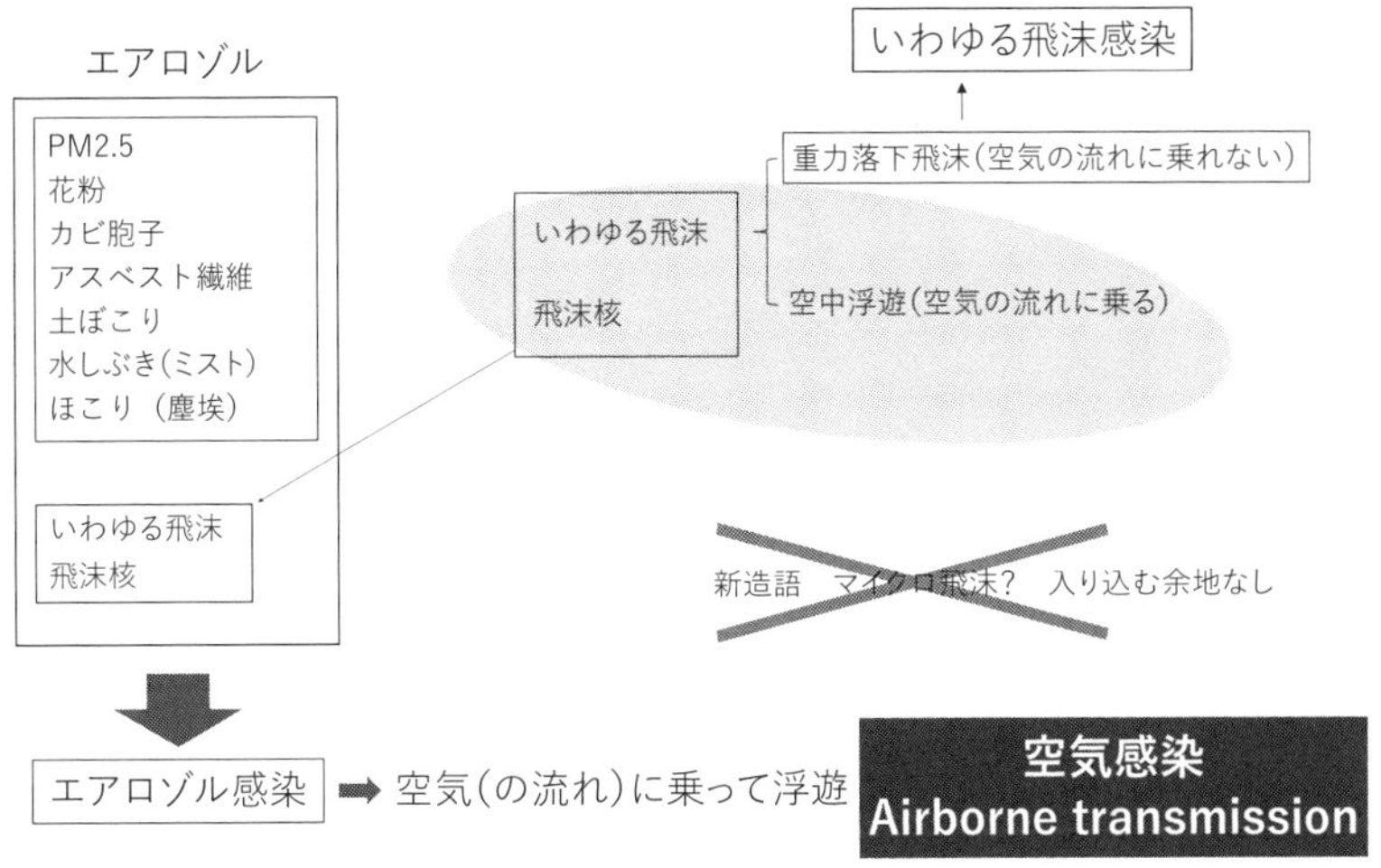

釈では、横浜のクルーズ船での感染は真冬の一月から二月にかけての空気感染だったので重症化率が高かったんです。その後、春以降に国内で感染が広がりましたが、ほとんどの人が軽く済んでいるのは当たり前といえば当たり前です。夏に近づくにつれて湿度が高くなり乾燥が遅くなります。単なる季節の巡り合わせの幸運かもしれません。ついでに言うと、シンガポールでの死亡率の低さも、湿度で説明できる可能性もあります。

二〇〇九年の新型インフルエンザで日本の被害が少なかったのも、冬に流行しなかったからだと考えています。ほとんどの人が夏に感染してラッキーだったんです。必ずしも治療薬のおかげだけじゃなかった。データをよく見ると、冬の流行は夏ほど大きくなかったですが、重症化率は夏に比べずっと高かった。だから、これから冬を迎えるにあたって、感染が拡大すると重症化率はいまと比べて確実に上がってくると思います。怖いですよ。私は常々「冬は怖い」と言い続けています。

正しい情報で現実的な対策を考える

――怖いですね。マスクは別として、いま考えられる有効な感染予防策は何ですか。

まず「3密回避」ですね。一番は換気ですけれど。ただ、冬は室内を暖房するので換気が難しくなる。そうなると、いまある建物の構造でやれること、やれないことを洗い出し、運用の仕方を工夫することです。あとはマスクに頼るしかなくなりますね。屋外の人のい

今考えられる有効な対策は、3密回避、換気、屋内でのマスク。屋外の人のいない所では、マスクをする必要はない

ないところではマスクをする必要はないですが、人のいるところではお互いにマスクをした方が安心です。まず換気ができないようなところの洗い出しをします。そこでのマスクの着用は必須でしょう。まずは感染しないためではなく、広めないためです。

医療現場での話をしますと、一方で医療従事者は、感染しないためにマスクのフィットをちゃんと考えて患者と対応することも必要です。フィットテストなどの訓練をしておくことでしょうか。正直、特効薬的な答えはないんです。でも、空気感染を意識するのとしないのとは大違いです。いままでやってきたことの延長で、運用の仕方で何とかやっていくしかない。

そうすると、どうしても怖がる人が出てきます。病院の職員のなかには、もう辞めたいと思う人も出てくるでしょう。それは人間として仕方がないことで、誰も責められません。一方で自己犠牲の尊い精神でやってくれる人たちも大勢います。そういう人たちを安心させ、守ってあげることです。

私がいま考えているのは、正しい情報を与えて、具体的にこの程度のことまでなら許され、ここは注意が必要という教育です。極端に怖がり過ぎる必要がないことを伝え、次にそのために病院としてやっているいろいろな方策、たとえば有効な空気清浄システムの計算された適正配置や換気システムの改良などです。それができない場所の運用ルールを明示すべきだと思います。そのためにできるだけ病院内を回って具体的な課題を拾い上げているところです。

ウイルスを肺に侵入させないような方策を考え、伝える。感染を広めないためのマスクだけではなく、感染しないためのマスクの使い方もいろいろ指導します。環境の整備は、実際に院内感染が起きてからでは遅すぎます。ある程度加湿できれば飛沫の粒子は大きいままにできるので、入院患者などで発生源がわかっていれば、それなりの対策は可能です。ただ、それでも冬の加湿は難しいんですよ。実質的にそれぞれの課題のある部屋で、自分たちの持てるもので換気をうまくやるためのシステムを提案すべく、頭をひねって試行錯誤を繰り返しています。

一般的には密を避けるというのはいいと思いますね。相手から離れるほど粒子の密度は薄くなるから、吸う確率は減ります。離れれば離れるほどいいんですが、その空間の開放度によっては、一～二メートルなら大丈夫とはいい切れません。冬の流行が来てみないとわからないことがあります。

理屈にあったウイルス不活化「うがい」

――このままでは不安ですね。何かほかに工夫できることはないでしょうか。

「うがい」がありますよ。

――うがい?

ウイルスがいきなり肺に侵入したら防ぎようがないけれども、鼻先やのど、口のなかで

ヨード液による「うがい」で上気道（鼻・のど）のウイルスをある程度、防御できる

止まっているような状態なら、ヨード液によるうがいである程度防御できるのではないかと思っているんです。

――うがいもマスクと同じく日本人の習慣ですね。

大阪府知事のフライング気味の記者発表で、ポビドンヨード（商品名イソジン）のうがい薬が怪しげなものと見られてしまいましたが、基本的な考え方は間違っていないと思います。私たちも独自に今回のコロナウイルスに対するヨード液による不活化実証試験をしていまして、有効であることを確認しています。要は使い方です。

うちの医療センターの歯科口腔外科の先生には、外来の患者にうがいさせるようにしてもらっています。「これをやれば、たとえ無症状の感染者が受診に訪れても大丈夫だよ」と言って。歯科では口腔の治療でミストを大量に発生させますから、非常に怖がっています。外来診療の前にとにかくイソジンのうがい液で三〇秒間口ゆすぎさせなさいと教えたら、みな納得してやっていますよ。**口の中にウイルスがいてもたちどころに不活化させますから、診療中の先生方へのリスクはほぼゼロになります。**

理論的に考えても、**治療にも予防にも効果がある**と思っています。臨床試験をやれるほどの患者さんもいなかったので、エビデンスと呼べるものはありませんが。ウイルスがいきなり肺に行くケースはどうしようもないけれども、何かの拍子に鼻先やのどで止まっている場合は、うがい薬で十分対応できると思っています。そのためには、口腔内やのどのうがいも鼻のうがいと合わせてやる必要があります。もちろんヨード摂取で問題が起きる

恐れのある人たちには使えませんが。

実際、クルーズ船から帰ってきた数日間は自分で実行していました。そこに感染した細胞があったとしても、細胞ごとうがい液で全部つぶすというのが目的です。このウイルスの感染サイクルはインフルエンザよりは遅いことが予想されるので、インフルエンザ並みと仮定しての作戦です。一日二回、十二時間たったらまたつぶすというように。それをやっていればそこからはウイルスは増えない。鼻のうがいは慣れると何ともないですよ。冷たい水でやるとキーンと来るけれども、人肌くらいの温度にすると全然刺激になりませんから。いつまでもやっていると鼻の常在菌叢がやられる恐れもありますので、毎日続けるのではなく、「今日は危なかった」と感じられた日から二日間ぐらいやってもらえば十分です。

あと一つ考えているのは、**高齢者は誤嚥がありますね。高齢者は知らないうちに誤嚥をやっているんです。**ゲホゲホッとなる誤嚥だけではなくて、反射が悪い人は気づかないうちにたらたらとのどの奥に入っていくんです。高齢者の場合、ウイルスの侵入がはじめのうち鼻先やのどで止まっていても、誤嚥で下がってきて肺に入っているのではないかと想像しています。そうすると**高齢者に関しては、うがいで口の中のウイルスをつぶしておいて下に行かないようにすれば、効果があるのではないかと思っています。**

ヨードうがい薬の効果

2020年8月初旬、吉村洋文大阪府知事が、「新型コロナ軽症患者41人に対してポビドンヨードを含むうがい薬を用いて1日4回のうがいを実施したところ、唾液中のウイルスの陽性頻度が低下した」という大阪府立病院機構・大阪はびきの医療センターの研究結果を公表して賛否両論の波紋を呼んだ。

ヨード液には殺菌効果があり、感染が疑われる段階や感染初期には効果があることは従来からいわれている。今回、この発表に関しては否定的な意見が多くの医師の間から上がっている。

ある研究で、①何もしない群と②水だけのうがい群と③ヨード液でうがいした被験者群がどれだけ風邪を予防できたか比較したところ、①と②では低いながらも統計学的有意差が見られたが、①と③では統計学的有意差は認められなかったとする論文がある。これをもってヨードは効かないとする見方をするのだが、この解析では②と③の間の比較はやっておらず、解析もカプランマイヤーの2群間検定というやり方であり、別の一般的検定法であるカイ2乗検定では、そもそもどの組み合わせでも有意差が出ない。

この研究では、鼻腔はうがいの対象となっていなかった（鼻うがいはやっていない）。そのため、この研究でのうがいでは風邪症候群のなかで一番頻度が高いとされているライノウイルス（主に鼻の中で増えるウイルス）感染は防ぐことはできないが、研究期間中、同ウイルス感染が従来通り多かったとすれば、その結果にひきずられて、すべての群で、それが多ければ群間に統計的な差は出てこない。

よって、この論文をもってヨード液より水の方がましだとして非難するのは誤っている。統計に表れない真実というものも科学にはある。

経験的に効果を確認できているとして、口腔外科など積極的にヨード液によるうがいを活用している臨床現場も多い。人によってはヨードによる悪影響もあるため、それなりの注意は必要だが、それほど頻繁にやらずとも3密空間など感染の可能性の高い機会のあとに行えばいい。

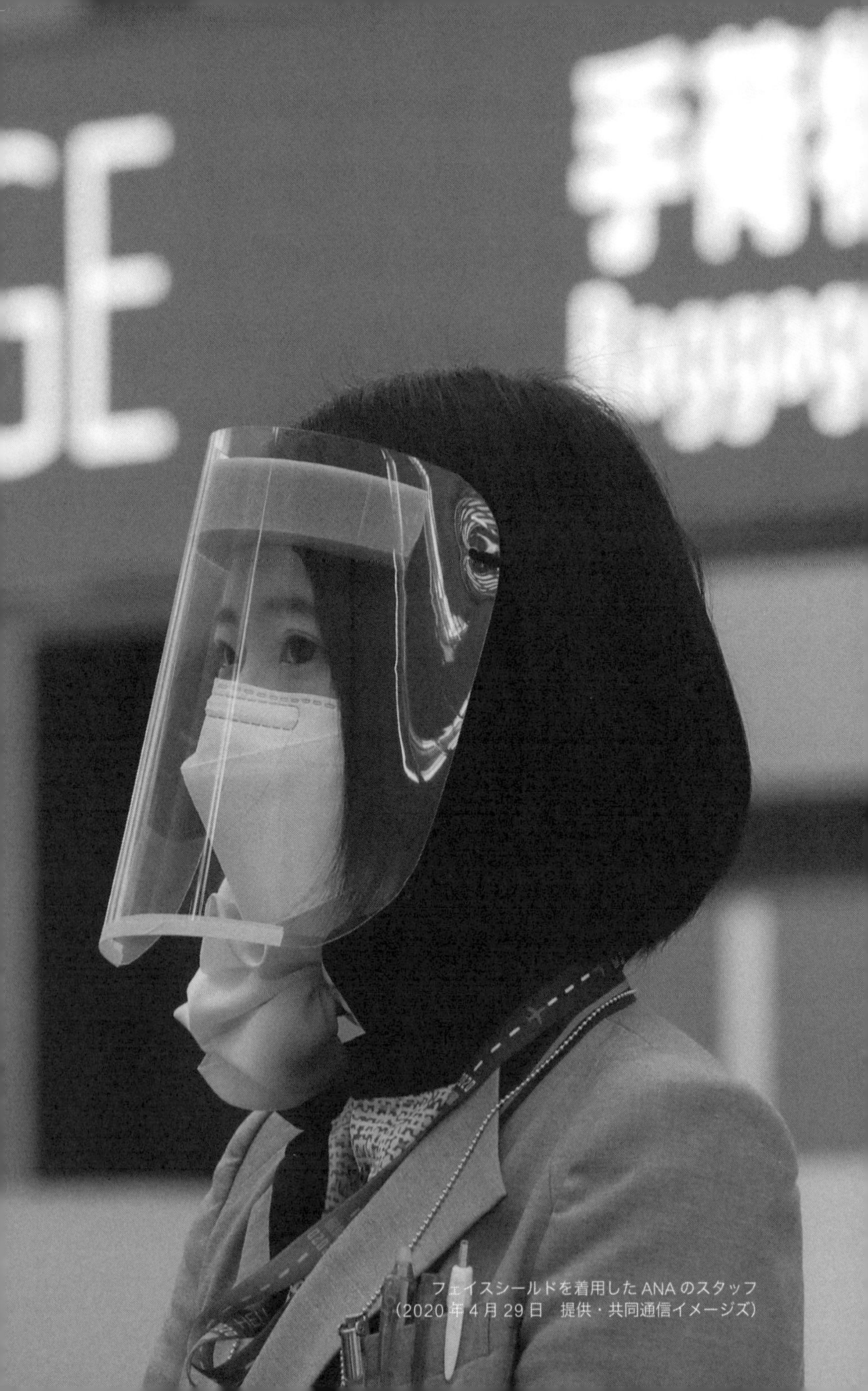

フェイスシールドを着用したANAのスタッフ
（2020年4月29日　提供・共同通信イメージズ）

第2章 「正しく恐れる」ために

——「ゼロリスク」を見直す——

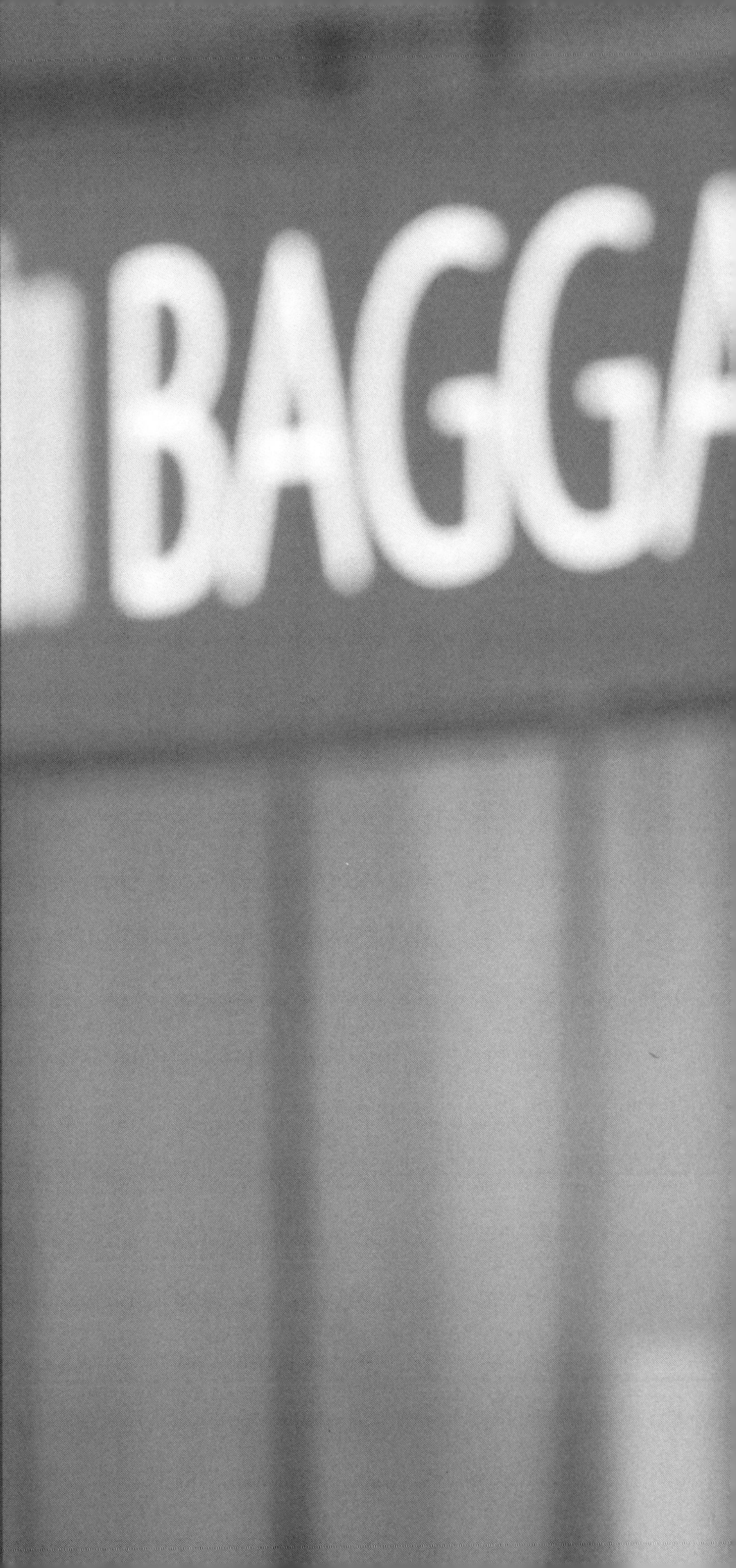

常識から逸脱した「安全率」の弊害

――西村さんは「怖がり過ぎることと、怖がらなさ過ぎることは簡単だが、正当に怖がることは難しい」という寺田寅彦の言葉をさまざまなところで引用していますね（本書扉裏）。「正しく恐れる」とはよくいわれることですが、どういうことでしょうか。

たしかにコロナ禍が始まって以来「正しく恐れる」という言葉が世の中に溢れています。でもこれまで見聞きしてきたことは、私には正しく恐れる方向から逸脱しているように思えます。恐れ過ぎの弊害が出ています。恐れるという感情は、人間の根本にあるもので避けようがないのですが、恐れ過ぎを背景に、理屈に合わない対策がとられてきたようです。では、理屈に合ったものとは何か。それは蓄えられてきた知識と論理体系としてのサイエンスと新たに判明した事実、それらを統合したきちんとしたロジックに基づく対策です。論理の飛躍や単なる空想の産物を排除した健全なる常識ともいえるでしょうか。どうもそれらに合致していない「感染対策」が、やり過ぎの形をとっていろんな場面で見られます。

安全率という考え方があります。一のリスクを一の対策で無駄なくカバーできればパーフェクトです。でもそれは理想であって、実際には無理ですね。当然、想定とは違う事態が出てくることがありますから、一だけでカバーすることはできない。一をカバーするのに二とか三とか余裕を持たせ、無駄と思われる部分も足して広くカバーしましょうという

恐れ過ぎを背景にした理屈に合わない対策

のが、一定の安全率を取るやり方です。一のリスクを二でカバーするのか三でカバーするのか。または十、百でカバーするか。極端に最悪のケースあるいは感染リスクへのパーフェクトな対応を求めると、一のリスクに対して百までやるようなことになってしまいます。でも、そこは常識で安全率を狭めていかないと無駄ばかりが大きくなります。大きくはみ出してカバーした部分に関して様々な弊害が出てきます。私から見ると「それはあまりにやり過ぎだ」という事例が山ほどあります。安全率を取りすぎですよ、ということが。

――具体的な事例はありますか。

ある人からメールで相談を受けたことがあります。新型コロナウイルスについてメディアが流す感染対策情報を素直に信じ、それに準じて生活しているうちに、心身ともに疲れきっているという悩みが綴られていました。社会生活で様々なものに手を触れるが、そこには常にウイルスが付着しているのではと不安にかられ、手洗いや手指の消毒を頻繁に繰り返す生活になっている。まるで強迫神経症のような状態になり、日常の生活に支障をきたしているといいます。

たとえば**スーパーで購入した食品包装の表面へのウイルスの付着が不安になり、包装パッケージをアルコール消毒せずにはいられないそうです。**さらに**自宅のドアノブやテレビのリモコン、コップ、皿やドレッシング容器にも不安を感じ、消毒し始めた**というのです。そしてそれを自分だけでなく他人にも求め始めているといいます。その人は次のように尋ねるのです。

「もしウイルスが付着している食品包装などに触れたとしても、ウイルスの付着量によってはそれがすぐに感染に繋がるとも思えないこともあります。正しく恐れたいと考えていますが、こういった接触感染のリスクについての詳しい情報がまったくありません。例えば一平方センチメートルにどの程度のウイルスが付着しているものでしょうか。どの程度付着していたら感染リスクが高まるか、などの目安があれば教えていただけないでしょうか」

この方は、自らの強迫神経症的行為を疑うことができるだけまだましです。たぶん日本全国で、何の疑問も持たずに同じようなことをしている人たちはたくさんいるはずです。なぜならテレビで〝専門家〟たちがそうしろと言っているのですから。まじめな顔で、ウイルスは生活環境にたくさんいて、どこも「ペンキ塗りたて」状態だと思いなさいと。**同じようなことは教育現場でもあって、先生方が毎日放課後にせっせと教室の机の消毒をしていたり、バスケットボールを使用するたびにアルコール消毒したり、**枚挙にいとまもありません。

私自身は、コロナは空気感染が主で、接触感染はほとんどないと考えていますが、メディアではさかんに接触感染を主張し、手洗いを過度に奨励する〝専門家〟がいます。あげくは帰宅したらすぐにシャワーを浴びろとまでいう。これなど一を百でカバーしろというようなものです。専門家と称する人たちが責任をもってリスク評価をしてあげないと、一般の人たちが「正しく恐れる」ことなど無理で、疲弊していくのは当然です。

広がりすぎた感染防止対策を適切な範囲に狭めるのが本当の専門家の仕事

人びとが不必要な感染防止対策で疲弊しないよう、百まで広がったものを適切な範囲に狭めてあげるのが本当の専門家の仕事ではないでしょうか。「可能性があります」ということは素人でも言えることです。確率の不明確な「可能性」に全力で対処すると、やり過ぎにつながります。対策を適切な範囲に落とし込むサジェスチョンを与えるのが専門家の役割です。

立ち止まってみる理性が大切

——感染症に限らず、初めての事態に遭遇して、なかなか正確な情報が入らないとき、私たちは恐れ過ぎといいますか、いわゆる大が小を兼ねるという発想で、とにかくやれることはすべてやっておかないと安心できない心理が働きます。少し大げさに対策を立てておけば、それより小さな事態に対処できるんだと。どうしても人間の心理、人情としてそういう気持ちが働きます。

危機に当たって人間の心理が自らを安心させる方に働くのはありがちなことです。しかし、どんなときでも一度立ち止まってみて、本当にそれでいいのか考えてみることが必要だと思います。とくに、あまり考えずに何がしかの行動を決めたときには。

「正しく恐れる」と口では簡単に言えますが、そう言う専門家当人が、自らの説明がアクセルをがんがん踏んでいることに気が付いていないのが問題の根源です。専門家会議の「新しい生活様式」の実践例さえ、一つ一つを見ると、どのような議論でそうなったのか、理屈で理解できない項目がいくつか見られ、国民に対して余計なことを求めているように感じます。

一般の人たちは本当に真っさらな状態で、あるのは不安心理だけです。そんな人たちに対して〝専門家〟たちは〝最大値〟の注意を与えています。大手メディアは彼らを朝から晩まで登場させて、「その道の専門家」の話として報道している。たいして意味のないおおげさな対策をやっている人々の姿を見せることが狙いなのか、その映像を無邪気に流しています。

スタジオでタレントが会話する際、まるでこれがお手本だと言わんばかりにアクリル板で仕切って見せます。あたかもそれが標準的、模範的であるかのように、視聴者に過剰な対策の姿を刷り込んでいると私には映ります。一般国民はそれらに乗せられています。真面目な人ほど、そうした一方的な情報に疑問を持たず、あるいはいろんな想像を膨らませて過剰な対策をやり続けています。

そんなとき、一度立ち止まってみる理性が大切です。このところようやく、「あの専門家にはついていけない」といった醒めた感覚を持ち始める人も出てきています。自分で物事を考え、専門家を選択し始めている。ただ、それはまだ大きなうねりにはなっていません。**もう一回冷静に考えてみよう、本当にここまで必要なのだろうか？　そういう位置まで全体を引き戻す。それをやるのが本来のメディアの使命**だと思うのですが……。

確かに大は小を兼ねるということはあります。それこそ先に述べた安全率の余裕を大き

政策を決定する政治家は、悩んでいるはず。感染が広がったら困るが、厳しい感染対策をやり続けていると社会が回らなくなる、と

くとった設定です。ですが、それをずっと続けてきて、みんな疲弊しているわけでしょう。感染抑止にしか意識が向かない状況が続いてきて、ふと「こういうことを続けていて大丈夫だろうか。経済や福祉は破綻するのではないか」という不安も出てきた。冷静に考えればそんなことぐらい予測できたことですが。とにかく身に染みてわかってきたわけです。いまは「元に戻りたい」という心理がすごく強くなっています。「新しい生活様式」などという標語でこれから先ずっとこの状態を続けていくのか。「新しい生活様式」ということは、もう元に戻れないということなのか。私はできるだけ元に戻りたい。元に戻すために、過剰な不安、恐れ過ぎはやめようと言いたい。

緊急事態宣言時は「もう少し緩めてもいいのではないか」と思っていましたが、無条件に緩め過ぎると流行は戻ってしまう。そこの手綱さばきといいますか、コントロールに関して知恵を出して政治家に適切な助言をすることを、国の専門家委員会なり分科会なりの委員には期待したいです。

――そこのさじ加減が非常に難しいですね。

それは難しいに決まっています。最終的には政治判断です。国民をどの方向に引っ張っていくかという話なので、政策を決定する政治家は悩んでいるはずです。このまま感染が広がったら困る。しかし、厳しい感染対策をやり続けていると社会が回らなくなるのは目に見えている。その葛藤をいま私たちは見ていると思います。政策決定者は気の毒だと思うこともあります。でも、そういう立場に立とうとして自らその道を進んだ人たちですか

ら、冷たいようですが責任があります。

――何ごとにつけても政策決定の責任を負うことこそ政治家の義務ですね。「責任」という言葉だけではなく、わが身に背負うということが。

最後は政治決断ですからね。それをバックアップするのが専門家の仕事です。「このまま行ったらおかしなことになります」と助言していくことが大事だと思います。

馬鹿げている遺体の密封――罪つくりなガイドライン

――恐れ過ぎの弊害についてもう少しお聞きしたいのですが。先ほどの食品包装を強迫神経症的に消毒していた人のように、そこまでやらなくてもいいという事例はありますか。

それこそ枚挙にいとまがないという感じです。たとえば、葬儀の場で行われていることです。あるお寺の住職さんに聞いたところ、葬儀は参列者二、三人でしかできなくなっているると言うんです。「お経は短くやってくれ」という指示が宗派の本部からきているそうです。宗教行事にまでそんな影響がある。感染者も出ていない田舎での話です。お経を短くしたところで、感染対策としてはたいした意味もありません。そんなことやる必要があるのかと思いました。いつなんどき患者が出るかもしれない不安はあるかもしれませんが、状況をよく見て考える必要があります。その土地ごとの最新情報があるのですから、感染者が全国でもっとも多い東京と同じようなことを一律にやる必要はないんです。

棺を運ぶ人が、ご遺体から感染する確率は、限りなくゼロ。「同調圧力」を恐れる

もっとも馬鹿げているのがご遺体の扱い方です。コロナあるいはその疑いで亡くなった人を納体袋という密閉式の袋に入れて、遺族にも対面させないということが全国一律で行われています。有名タレントの葬儀に関する報道で多くの人が知ることになりました。それが当たり前のように受け取られるのが悔しいです。

生きている感染者が咳や息をするからウイルスが体外に出て感染するんです。亡くなった人が咳や息をしますか？　亡くなって間もない遺体の肺のなかにはウイルスがいて、それが外に出てくる可能性は否定できない、というのが〝専門家〟の説明です。一般の人はそれを何か変だと思いつつも、それが世の中の決まりと受け入れてしまっています。「可能性」という言葉を使ったら何だって否定できない。でも、この「変だ」という素直な感覚が大事なのです。

遺体にウイルスが付着している可能性があるので、棺を運ぶ葬儀屋さんが防護服を着て、棺を運んだ霊柩車を消毒している。インフルエンザや結核で亡くなった人の場合もそんなことをしていますか？　棺を運ぶ人がご遺体から感染する確率は、限りなくゼロです。そういうことはほとんどあり得ないと〝専門家〟が説明すべきです。

日本人特有のことかどうかはわかりませんが、他の人たちと同じようにしなければならないという心理が過剰に働いているようにも思えます。「同調圧力」というんですか。皆と同じことをしないと後ろ指を指されるとか、非難されるとか、そういうことを恐れる。だから、本当の恐れではない恐れもあると思います。この感染症が怖いのではなく、横並

びでやらないと不特定の誰かから非難されることの方が怖いのではないでしょうか。

そう考えると、本気でやっているのだろうか、と思いたくなるような事例もたくさんあります。これは「見せる対策」だろうな、と思うこともある。私たちは皆と同じことをやっていますよ、と見せることが大事なのかもしれません。まあ、当事者に聞いてみないと本当のことはわかりませんけれども。そうした見せる対策も、まわりまわって他の人に対する無言の「同調圧力」になります。

罪つくりなのはいわゆる「ガイドライン」というものです。いろんな学会や団体から山ほど出ていますね。でも実はウイルスのことをほとんど理解していない人たちが作っている場合が多いのです。その団体の一部の人たちがそれらしい情報を集めて、それをもとに自分たちの知識の範囲でその団体の方針を決めてしまう。そういうところでは安全率を目いっぱい取る傾向があります。

そして「ガイドライン」として発表されてしまうと、末端では自分たちで判断ができない。できれば権威に指示してほしい、自分たちのやることに対するお墨付きが欲しいという意識もあり、「ガイドライン」に右へ倣えとなります。どこからも異論、修正要求は出てきません。小さな団体ならその影響はその内部だけですが、大きな団体のものはマスコミにも一般の人に対しても影響力はものすごいものになります。

葬儀での過剰反応も、話を聞くと「ガイドライン」なんですね。葬儀屋さんの団体の「ガイドライン」があって、その「ガイドライン」に従っているようなんです。それと違うこ

「見せる対策」がまわりまわって、他の人に対する「同調圧力」になってしまう

とをすると業界団体の申し合わせから逸脱することになる。じゃあ、その葬儀屋さんの「ガイドライン」を決めたのは誰なのでしょうか。たぶん何がしかの専門家が絡んでいたのでしょう。感染症法の制定の時に話題になっていたエボラ出血熱（現在は「エボラウイルス病」と呼ばれるようになった）の際の感染対策をそのまま採用した形跡があります。

でも、いったん決められるとその「ガイドライン」が固定化されてしまう。「同調圧力」で業界、あるいは社会全体がそれを変えられずに続けてしまう。さらにテレビなどがその感染対策を検証もせず、さも科学的根拠があるかのように報じるので、おかしな感染対策が完全に固定化してしまうんです。

先日、何年かぶりである老舗の温泉旅館に泊まったのですが、給仕する人がマスクの上にフェイスシールドを装着し、ゴム手袋をしていたんです。そんなものは必要ではない場面で。これは「見せる対策」だなと思いました。「この旅館はちゃんと感染対策をやっていますよ」と、世間にアピールするための対策じゃないかと。

何も問題を感じない人もいるかもしれませんが、私は興ざめでした。学校の先生までフェイスシールドをしている映像を見たことがあります。それはどのような脅威に対して、どの程度役に立つのでしょうか。本当に必要なのでしょうか。それは保護者の安心に向けて対策をやっているというアピールなんでしょうね。だから単純に「恐れ過ぎ」というケースだけではなく、もう少し複雑なものも含まれているのかな、とも感じています。それが生徒たちに及ぼす心理的な影響も考えなくてはならないのに。

非難されないためのアリバイ的行為

――あまりよい言葉ではないですが、アリバイ的な行為も目にするということですね。海外では路上に消毒薬を噴霧している映像をよく見ます。あれも、「これだけ感染対策をやっているぞ」というパフォーマンスの印象を持つんですが、路上に消毒薬を撒くことに意味はあるんでしょうか。

ほとんどないですね。たぶん、当局の「やっている感」を出すためのアリバイ的行為でしょう。海外映像でよく見かける路上消毒、これをしなかったために感染したという事例は一つもないはずです。これは笑えません。日本だって、クラスターが出たという小学校では教室の窓ガラスまで一生懸命消毒している。そんなところにウイルスがうようよしているわけがありません。自治体が公園のベンチを座れなくしたり、子供たちが楽しみにしているブランコやジャングルジムを使用禁止にしたり。これも「やってます」という姿勢を保護者や住民に見せるためだけの行為じゃないでしょうか。誤った情報に踊らされている面もあるとは思いますが。

こういう「おかしな感染対策」はあちらこちらで見かけます。紙幣やコインがウイルスで汚染されているかもしれないから、お金の受け取りは直接やりません、皿の上に置いてください、という売り場対応もそうです。お金を使うのをやめてカードなどキャッシュレ

根拠なき感染対策が大々的に行われている。感染者が出ていない地域の学校で、なぜ入学式・卒業式をやめなくてはいけないのか

スを進めましょうとか。ただし、これにはキャッシュレス化をすすめたいという別の思惑もあるのかもしれませんが。実際のところは、お金の表面から生きているウイルスを、あるいは百歩譲ってウイルスの遺伝子を検出した話など聞いたことがありません。ましてやお金が原因で感染するなどありえません。宅配便の箱の表面にウイルスが付いているかもしれないので、直接の受け渡しはしないという話も同じです。そこら中に存在する細菌とウイルスを混同しているようです。

根拠のない感染対策が大々的に行われていることに驚きます。小中高校の全国一斉休校もそうです。感染がほとんど確認されていない地域まで休校する必要はなかったと思います。入学式、卒業式でも校歌斉唱はやりませんとか。密閉されたカラオケボックス内ならまだしも、感染者がほとんど出ていない地域の学校の講堂で校歌を一分間程度の短い時間歌うことにどれだけ感染の確率があるのか。「かもしれない」という想像上のリスクにそれほど神経質にならなくても、と思います。そうしないと学校が非難されるのでしょうか。批判を恐れての思考停止です。

入学式、卒業式そのものを中止した学校も多かったですね。感染者が出ていない地域の学校で、どうして入学式・卒業式をやめなくてはいけないのか。私から見ると、かなり無意味で無駄なことが行われています。当事者は大真面目にやっているのか、恐れ過ぎの結果なのか、同調圧力なのか。学校の先生は放課後に教室の机を消毒液で拭かされていたと聞きます。校長先生とか上の方から指示されて。消毒液の減り具合なんかチェックされて

いたようです。それで仕方なく、「やってますよ」という姿勢を見せるためにやることもあるとも聞いていました。同調圧力の内情は実はそうかもしれません。でもそれに下からは抵抗できない。長いものに巻かれたほうが楽といえば楽です。それで定着したままです。

量的概念を欠いた「可能性」の説明

——マスクは、実効性というよりも大きな集団からはみ出ないための小道具になっている気がします。後ろ指をさされないための「通行証」のように。街を歩いていると、周りに誰もいないときにもしっかりとマスクをしている人がいます。人に近づくときだけマスクをすればいいのに、と思います。

私はこの感染症の感染様式として空気感染を主張していますが、それはいわゆる3密などある条件の下での感染であって、屋外でそれほど神経質になる必要はありません。メディアに登場する〝専門家〟が適切な説明をしないのでおかしなことになっています。戸外でも二メートル離れないと感染の可能性があるとか、ジョギングしていても前の人からうつされる可能性があるとか。すべてに通じる話ですが、結局、「感染の可能性があります」「危険があります」と言う方が、「ここまでは大丈夫です」と言うより楽なんでしょう。大丈夫と言っておいて何かあると責任を問われます。絶対に感染しないとは証明できない。悪魔の証明ですから。でもあくまで確率の問題なんです。それがいつのまにか「感染の可能

ジョギングは「ほとんど感染の心配はありません」と専門家は伝えるべき

性がある」から「感染する、しない」の確実性の話にすり替わっています。感染するかしないかだけの、オール・オア・ナッシングの話にしてしまうと、対策は過剰過大にならざるを得なくなります。

一〇〇%の解などなく、曖昧なところがあって、そのあたりを確率の視点で考える必要があります。そうなると、先ほどのジョギングの話でいえば、「ほとんど感染の心配はありません」と説明してあげないとダメなんです。可能性の有無だけを言っている人たちは量的な観点がないのだと思います。感染した人はどれだけのレベルの量のウイルスを外に出しているのかを知らないのでしょう。

それを知っていなければ本当の専門家とはいえません。この人がそこで咳をしたらこのくらいのウイルスが体外に出て、そのなかに生きているウイルスはこの程度います、それが風に舞ったらどの程度希釈され、そこに通りかかった人がウイルスを吸い込む確率はこの程度ですよ、と。そういう説明ができなければいけないのです。

それができず、量的概念のない人が、あたり一面にウイルスがいるようなイメージを一般の人たちに植え付けてしまっています。たとえそこに感染した患者がいたとしても、その周辺のいたるところにウイルスはいません。ある特定の場所で特定の濃度でウイルスは感染者から出されます。それが空気中で希釈されます。狭く密閉された空間で換気がなければ、ウイルスは漂っていますが、換気されている場所であればいずれ外に流されてしまいます。量的な概念がないとそういうことが説明できないんです。

「日常で使う様々な物の表面がウイルスに汚染されている可能性があります。手が触れるところはすべてペンキ塗りたてと思ってください」などという説明は論外です。その大量のペンキのようなウイルスはいったいどこからくるのでしょう。一人の人が体外に出すウイルスがどのくらいの量かわかって言っているんでしょうか。テレビはウイルスを蛍光塗料に見立てた視覚化実験をもっともらしく報じています。ウイルスがあっと言う間に室内のあちらこちらに拡がっていく、気をつけろ、と。

大間違いもいいところです。ウイルスがそんなに大量にいるわけがない。ウイルスはもちろんのことバクテリアで実験したってテレビでの実験のような結果にはならないはずです。蛍光塗料だからあんな結果が出るだけの話なんです。大手メディアがまことしやかに報道するので皆が信じてしまっています。ミスリーディングの極致です。

中世のヨーロッパでペストが大流行したとき、患者を診る医者がかぶっていたマスクの絵を見たことがありますか？

――鳥のくちばしのようにとんがったマスクですね。

そうです。現在の私たちはあの中世の絵を見て「なんて変てこりんな格好をしていたんだ」と笑うかもしれませんが、あと百年後の人たちが、いま街でフェイスシールドやマウスシールドを身につけている人たちの写真を見たらきっと笑いますよ。後世の人たちはおそらくウイルスについてもっといろいろなことがわかっていて、「あの時代にあんなことをやっていたけど、意味がなかったよね」という話になるはずです。

これまでの日本の感染対策で良かった点は、PCR検査の対象を絞り込んで検査数を制限したこと。クラスター対策は結構頑張った

ＰＣＲ検査の抑制が医療崩壊を防いだ

――これまでの日本の感染対策として、良かったと思われる点は何でしょうか。結果論でもかまわないですが。

クラスター対策は結構頑張ったなと思っています。クラスター班はすごく頑張りました。出てきた様々な症例と患者をフォローし、そこからの広がりを追跡しました。濃厚接触者を捕捉してそれ以上感染が広がらないようにした。一件、一件丁寧にやっていったのはすごいと思います。

あれをもっと継続できればよかったのですが、感染が拡大してくると、この手法は通用しなくなってきます。クラスター班の人数が絶対的に足りなくなってくるのは目に見えていますから。ただ、クラスター班の人たちの仕事のおかげで多くのことがわかってきました。感染者の八割は他の人にうつしてないとか、あるいは症状が出る前でもうつしていた人もいたとか。この感染症の性質をいろいろ調べてくれたことはすごくよかった。

あともう一つは、いまだに「そうではない」と言う人は多いのですが、ＰＣＲ検査の対象を絞り込んで検査数を制限したことは正解だったと思っています。ある程度制限したからこそ、軽症の患者が際限なく病院に行くことをとどめることができました。不安に駆られた人たちに好き放題ＰＣＲ検査を受けさせていたら、検査のための人的・物的資源が乏

しかった検査体制が崩壊するところでした。また、軽症者や陽性陰性ぎりぎりの偽陽性といってもいいような症例が山のように出てきたかもしれません。あのときの基準で全部入院させていたら病院は確実に破綻していました。

一度入院させると簡単には退院させられないし、その患者をケアしながら他の疾病の患者に対応できる病院は多くありません。私は大流行時であれば不顕性《ふけんせい》の感染者がかなり出てくると思っています。不顕性というのは症状を出さないという意味です。不顕性感染者の多くはウイルスをほんのわずかしか出していない。さらに、そのなかで生きているウイルスはほぼいません。多くの人に感染させる人（スーパー・スプレッダー）がいて問題になりますが、それは例外的なものです。ウイルスが体内から消えるまで退院させられないから、結果的に二週間も三週間も入院させていました。これでは病院は持たなかったはずです。その後、退院基準はだいぶ緩和されましたが。

結果オーライだったかもしれませんが、ＰＣＲ検査を数多くできなかったがゆえに、日本は医療崩壊から免れたと思います。大きな混乱が起きなかった。もう一つの見方ですが、当初「三十七度五分以上の熱が四日間」がＰＣＲ検査を受ける目安とされていて、そこで検査への過度の集中を止めていた。待機している間にコロナ以外の人たちは症状が治まって、その人たちのために検査が圧迫されたり、病院が混乱したりすることが防がれていたともいえます。

また、発症してすぐの時期はもっともウイルスを体外に出している時期なので、そこで

PCRをどんどん実施して入院させていたら、まだ備えが十分でなかった病院で院内感染の発生がもっと多かったと思います。四日間という時間を設けていたからこそ院内感染を食い止めていたという見方もできます。結果的には市中感染はそれほど起きていませんでした。こういうことを言うと不謹慎と批判されるかもしれませんが、これによって救われた病院があったかもしれません。院内感染を起こした病院は大変だったわけです。病院の施設は全部閉鎖して、通常の患者受け入れもゼロにせざるを得なかった。そういう病院ばかりにならなかったのはよかったと思っています。そうなっていたら地域医療が立ちゆかなくなります。事故で大けがをしても心筋梗塞や脳梗塞で命の危険があっても、救える命すら救えなくなります。

こういう政策を意図してやったのならすごいことです。能力的にPCR検査数を急激に増やせなかったのが実際のところかもしれませんが。まあ、結果オーライといえばそうです。

不顕性感染者の多くはウイルスをほんのわずかしか出していない

海外と単純に比較はできない

——日本よりも医療制度が整備されてないと思われているような国でもかなり大量にPCR検査が実施されていますね。日本とどういう点で違いがあるのでしょう。

外国と日本を単純に比較しようとすることには賛成できません。それぞれが持てるもので何がやれるかという戦略の上でのものですから。どういう目的でそれを使うかが大事でしょう。

実際に確認したことではなく、私たちの仲間うちで話していることですが、かなり大雑把な検査が行われている国もあるのではないかと思います。偽陽性、偽陰性がものすごくたくさん含まれている可能性があります。中国では一〇人分くらいのサンプルを一つにして、それが陰性だったらすべて陰性とみなすというやり方をしているようです。そうすれば数はこなせますね。検査のスピードアップのために感度を落とした試験をしているわけで、当然、検査結果の正確性は落ちます（偽陰性が出る確率が上がる）。それに感度を落とせば特異度は当然上がります（偽陽性が出る確率は下がる）。多くの人は知らないと思いますが、実施者の目的に応じて検査の感度、特異度は判定の仕方で変えられるので、国家間の成績比較は特に注意が必要です。ただし中国の場合、それでもその後大きな流行はありません。ということは、その程度の感応で十分だということかもしれません。

韓国は二〇一五年にＭＥＲＳの被害を受けているので、機械での検査などあのころからかなり整備が進んでいました。台湾、中国は二〇〇三年のＳＡＲＳで被害を受けています。一方、日本はＳＡＲＳ、ＭＥＲＳともに被害をまったく受けなかったので、これまで危機感はなく、現場レベルのＰＣＲ検査の整備が遅れたのは確かでしょう。そのための機器はあってもごくわずかでした。それを使うキットの数も備蓄が少なく、仕事をする人もほとんど限られていたわけです。だから、機器を突然導入してすぐにやれといわれても無理なんです。

イタリアやブラジルのように感染がひどいことになっている国の状況を見ると、医療体制が日本より遅れているんだろうと思いがちですが、両国ともそんなに後進国じゃないですよ。人口も多いし、大きな企業もたくさんある。医療崩壊を起こしていたかもしれませんが、PCR検査の体制はそれなりに整備されていたのではないでしょうか。あれだけ大流行すれば検査もそれなりに頑張るでしょう。

日本だって、流行が本当にすごくなったら、力の限りPCR検査をやると思います。その状況に至ったら国の一大事であり、在庫の状況を無視して検査キットがなくなるまでやりますよ。日本は感染症対策の基盤整備をやってこなかったので、数を増やせなかった。それだけの話です。高価な機器をどんどん購入して、キットの補給も十分保証してくれるのであれば、あっという間にブラジルやイタリア以上の検査数をこなせるでしょう。

ただ、そこまでの事態に至っていないだけです。その前の段階で症状もない人たちも含めて全部検査をやるのか。検査拡大で予想される大人数の陽性者の扱いをどうするのかということが議論になっているのです。何も日本の役所や保健所が怠惰で作為的に検査をしていなかったということではありません。

日本はSARS、MERSともに被害を受けなかったので現場レベルのPCR検査の整備が遅れた

感度と大人数の検査の話が出たついでに、ここで付け加えさせてもらいますが、最近、PCRの検体採取から検査までの間に検体中のウイルスRNAの量が減っていくことが論文で示されています。4℃で保存しても凍結保存してもです。大量の検体を一度にさばこ

うとすると、採取から時間のたっていない新鮮な材料で検査が行えない恐れがあり、そうなると意図せずとも感度を落とした検査になってしまいます。それも、検査の数を増やせという人たちの目的に適っているのでしょうか。PCRの目的が医療ではなく、何かのアリバイづくりのような目的にすり替わっています。

ツケを次世代に回すことへの無自覚

――いまPCR検査をやり過ぎて、本当の本番になるかもしれない冬に検査キットが不足するような事態になると目も当てられません。

現在、何種類かある検査キットとそれが使える機器のそれぞれが、どこまで補充され、どれだけ需要に応じられるか。あと何十万件やれる態勢にあるかを、PCR検査をもっとやれと言う人たちが示す責任があるのではないでしょうか。いまはこれだけ余裕がある、だからこれからこれくらいまでやっても将来問題は起きないですよ、と。

そう言ってくれればいいんですが、そういう根拠なしに国民全部に実施しろ、私たちにも検査を受ける権利がある、などと言う人たちがいます。それで陰性確認して経済を回すんだと。それだけでは確定的に陰性とはいえない事実や、きわめて多数の陽性判定者が出た時の扱いは、頭から飛んでいるんです。現場の検査キットの備蓄がどれだけあるか。その入荷の予測などをちゃんと示して、また、陽性判定者の受け入れ先も十分確保して大丈

PCR検査は先を見通してやるべき。現場の検査キットの備蓄がどれだけあるか。国の保険財政に対する影響はどうなのか

夫ですよと言うのなら、それはゴーでもいいと思うのですが。そういう議論もなしに「そのうち何とかなるだろう」ではダメでしょう。

もう一つは国の保険財政に対する影響はどうなのか、という話です。国家財政が補塡してくれたとして、結局原資は税金です。そのツケはあとの世代に行くわけでしょう。高価な機器と試薬を莫大な数そろえることになります。さらに民間委託もやって、保険財政はそんなに潤沢なのかという問いです。専門的知見を考慮したといえない「アベノマスク」のようなものを大量に配っていますが、原資は税金です。そのうえＰＣＲ検査まで好き放題にやり、目いっぱい財政出動する。何百億かそれ以上の桁の額も使って。結局、他の予算も圧迫され、最終的には私たちの子や孫の世代の負担になります。それに対する負い目はないのでしょうか。いまの自分たちさえ良ければいいのでしょうか。税金は自分の金じゃないのでいくら使ってもいい、というような感覚で無駄なお金が使われているような気がします。

——政府にも野党にもそういう声がありませんね。感染防止は国家の重要事ですが、野放図に財政出動してよいのか。戦争遂行のために国家財政が破綻するまで軍事費を増大させた過去の歴史を思い出します。

これも戦争だといえば戦争なんですけれど、何かがおかしい気がします。ＰＣＲ検査だってタダじゃありません。すごくお金がかかります。

——ＰＣＲ検査も一人一回で済むとは限りません。

そうです。ＰＣＲ検査はその時点でのウイルスの「存在」の有無を示すだけで、しかも「偽陽性」「偽陰性」を含むので、これが陰性でも非感染の証明には使えないのは誰でも知っているはずです。一部財界や経済学者、政治家が言うように、経済を回すために国民皆がいつでもだれでも何度でも、そして無料で検査をやったらどうなるでしょう。どれだけの数をやらなくてはならないのか。そのためにどれだけのお金が必要で、資材の備蓄はどれだけあるのか。

そういう数字を根拠に考えていかなくてはいけません。私も数学は得意ではありませんが、どうも日本人は数字でものを考えるのが苦手な気がしますね。そのような議論がまったく出てきません。「経済を回せ」か、従来の「命は地球よりも重い」式の思考パターンのどちらかです。その一言で誰も反論できなくなってしまう。それでいいのかと思います。

私は子供や孫の世代にすごく負い目があります。恐れ過ぎで安全率を目いっぱい取ることによって、必要のないお金をばらまいているわけです。常識的、科学的に考えて、対策の範囲を狭めていけば、もっとお金を節約できると思います。こういうことを言うと、金のために命を犠牲にするのかという反論が必ず出てきますが。

夏は重症化率が落ちる

――ところで、二〇二〇年四～五月ごろは、緊急事態宣言で行動制限を行えば感染も徐々に

1918年のスペイン・インフルエンザと同じことが起きる確証は何もありません

収まり、夏が近づいてくるころにはいったん収束するだろうという見方がありました。過去のインフルエンザなどの流行を振り返ってみても、夏場は感染が少ない傾向があります。七月ごろには収束して、冬に二波が来るのではないかという予想でした。しかし、夏に感染が再燃しました。日本だけではなく世界的な傾向ですが、これをどう見ますか。

これに関する話をする前に言わねばならないことがあります。第一波、第二波、第三波などというのはパンデミックが終わってから言う話であって、感染の波がどこか遠くから来るわけではないんです。自分の足元で起こっていることなんです。結局、終わってみたら、これが二波だった、これが三波だったとわかる話です。

一九一八年のスペイン・インフルエンザと同じことが起きる確証は何もありません。だから春で収まっても安心しないでおきましょう、ということで過去の歴史を参照するのならいいと思います。実際に日本全体で見て、春のある時点までは収まりかけた感じでした。ただそこで完全に火が消えたわけではなく、くすぶり続け、夏でも収まっていないということだと思います。そして、東京のような大都市圏で感染者が増え続けていて、それが地方に飛び火しているのが夏以降の状況だと思います。二波や三波といった呼び方は来年、再来年になってから決めればいいことです。

夏の段階では感染者全体のなかの重症者の比率は春よりも少ないですね。一般的なことを言えば、感染が広がれば広がるほどウイルスは弱毒化していく傾向があります。重症者が少ないのがそういうことであればうれしい話ですけれども。それは世界中のウイルス学者が懸命に研究していますよ。でも、いまのところウイルスの変異が弱毒化につながっているとは言えません。一方でウイルスの遺伝子のここに変異があると重症化しやすい、という話もありますが、まだコンセンサスにはなっていません。

ウイルス学者は検証を重ねないうちはうかつなことは言いませんし、どこかで聞きかじったような話をテレビでしたり顔で言ったりもしません。プロフェッショナルの学者は自信のないことを人前では言いませんよ。

夏は重症化しにくいというのは他の病気でもそうです。インフルエンザも夏よりは冬の方が絶対に重症化します。前にも言いましたが、二〇〇九年の新型インフルエンザもそうでした。日本では夏に大流行したため重症者が少なかった。その後、冬に再燃したときに重症者の比率がかなり上がりました。そして、これは空気感染で説明できます。

空気感染は、感染している人が咳をするなどして放出されたウイルスを含む飛沫などの粒子が空気中に漂い、それを吸い込んでウイルスを体内に取り込んでしまうことをいいます。その粒子の大きさによって人間の体に沈着する場所が違います。大きい粒子は鼻先や咽頭など上気道の先端で吸着します。肺の奥までは入っていかない。一方、小さな粒子は直接肺の奥まで侵入します。そうすると、いきなり肺炎を発症しやすいので重症化率は高くなります。ウイルスが上気道でとどまっていれば、鼻風邪か、ちょっと味覚が変だなとか、その程度で終わるでしょう。症状も出ない場合もあります。夏はこの粒子が大きい傾向になるので、感染しても症状が軽く済む場合が多いのです。

パーティションはかなり背の高いもの以外設置しても気休めに過ぎない

夏に粒子が大きいのは湿度が高いからです。湿度が高いとなかなか乾燥しないので、大きい粒子のままで空気中に漂っています。粒子が大きいと下に落ちると思っている人がいますが、実際はそんなことはなくて、空気に動きがあれば少々大きい粒子でも浮いているんですよ。それを知らない〝専門家〟が多いし、もちろん一般の人は知るよしもない。それで落下する距離を考え、中途半端なアクリル板のパーティション（仕切り）でそれを遮ろうとするようなことが起きるんです。

確かに落下するほどの大きなものもあります。でも、ヒトの鼻の穴は下に向いていますから、放物線で落下する飛沫での直接の感染はありえません。パーティションは、かなり背の高いもの以外は、設置しても気休めに過ぎません。効果があるとしたら、乾燥して浮き始める前の飛沫をたまには止めるかもしれないということくらいです。

粒子が落下すると思っているから、空気感染はないという話になってミスリーディングが広がっています。でも、窓を開けて換気をしろというのは空中に浮いている粒子を外に出せということなのだから、それは空気感染を認めていることでしょう。

冬は湿度が低くなって乾燥しているため、この粒子が小さくなり、肺に侵入しやすくなります。最初のころは症状がなくても、突如肺炎症状が始まることもあります。そういう「粒子径」というファクターがあって、この夏の時点では鼻風邪や無症状の人が多いというのが私の持論です。ただ、粒子径以外のファクターも考えた方がいいとは思います。

若い人だとまず重症化はしていない。でも高齢者が重症化しやすいということは厳然としてあります。それは自然免疫が落ちているという面もあると思いますが、前にも言ったように、私はそのほかに誤嚥を起こしやすいという特殊事情もあると読んでいます。明らかな誤嚥ではなくとも、寝ているうちに自然に起きる誤嚥も含めてです。ウイルスが最初に鼻咽頭のあたりで止まっていても、誤嚥があった場合には上気道から下気道の方へウイルスが流れ込んで行きやすいという面も大きいと思っています。その意味でも中高年に感染が広がってくると楽観はできません。ウイルスが変異していなくても重症者が増えていくことは十分に考えられるのです。冬に至らなくても、夏でも感染者に占める中高年の割合が高くなってきたら要注意です。

一方で冬に近づいたら、年齢に関係なく注意が必要になります。冬は寒いので部屋を密閉して暖房する。そうすると乾燥してきますから、咳などで出た粒子はあっという間に小さくなり、肺に侵入しやすくなります。このことを前提に対策を考えなければいけません。地面に落ちるような飛沫のことばかり考えて、空気中の粒子で感染するのはレアケースだなどと言っていると、いつまでたっても有効な対策が立てられません。

フェイスシールドで空気感染を防げない

さらに言うべきことは、机の上がウイルスで汚染されているから消毒しなくてはならないなど、接触感染のリスクを大きく見積もり過ぎるなということです。環境消毒のような

接触感染のリスクを大きく見積もり過ぎるな

実効性の薄い対策に走ることになります。机を一生懸命消毒するのはウイルスがほとんどいない道路を消毒するのと同じです。そういう余計な対策のおかげでアルコール消毒液が払底して、本当に必要な人たちに行き渡らなくなっています。ひどい話です。一般の人が自宅のテーブルをアルコール消毒する必要などないのです。洗剤にひたした雑巾でていねいに拭くだけで十分です。もし、そこにウイルスがいたとしても、そうやって分散させれば感染性のものも単位面積あたりごく少数になり、短時間で死んでいきます。感染リスクはほぼゼロです。

空気感染がメジャーな感染様式だと認めることから対策を練らなければならないと思います。有効な対策と無意味な対策をちゃんと見極めなければいけません。3密を避けるというのは空気感染対策としては正しいことですし、マスクもいままでどおりでいいでしょう。

ただ、フェイスシールドは、丈の長いものを除いて空気感染の防御にはほぼ役立ちません。面と向かって飛沫を吹きかけられないようにするためには使えるかもしれませんが、空気中に漂っている粒子については、むしろあごの付近で空気を巻き込んでしまいます。装着していると何となく安心感があるとは思いますが、そこが落とし穴です。フェイスシールドのみでマスクをしなければ、むしろ吸い込みのリスクは高まります。マスクも感染防御を目的につけるのであれば、空気感染を想定して、隙間なしにぴったり装着しましょうとか、そういう基本的な対策を奨励する必要があります。

その意味で、マスクを漫然と着けているのではなく、危ない状況を感じ取った時に緊張感を持って着けることが大切です。場合によっては手でマスクを顔にぴったりと押さえつけるまですることです。マスクの表面がウイルスで汚染されているという話をまことしやかに話す〝専門家〟もいますが、それは嘘です。たとえ空中浮遊したウイルスをマスクでブロックしたとしてもマスクの表面には残っていません。マスク内のフィルターに引っかかっていて、手に付着することはありません。ただし、医療現場で目の前で直接咳とかくしゃみを浴びせられた直後、しぶきで濡れているような場合は別です。その時はマスクを替えればいいのです。

それから、スーパーマーケットなどのレジでよく見かけるビニールシートの仕切りも、空気感染を考えたら、ものすごく厳重なもの以外はほんの少ししか効果はないんですけどね。レストランでも、同じ仲間同士で食事をしているのに、間にプラスチックの衝立を立てられたりしています。高さが十分に高ければ面と向かって吐きかけられる飛沫は防げるかもしれませんが、空気感染に対する効果は限定的です。どちらかといえば無駄な努力です。ただでさえ経済的に苦しいときですから、余計な出費をせずに済む方向に持っていけたらと思いますけどね。空気感染を認めることが、その第一歩だと思います。

空気感染を認めたあとは、こんどはどこまでの広さの空間でリスクが生じるのか、それを言うのが非常に難しくなります。確かに距離が二メートル以内ではリスクはあります。距離が近いほどリスクは高くなり、離れるほど低くなるのは当然です。ではどれくらい離

マスクの「表面」がウイルスで汚染されているということはない

れればよいのかというと、具体的な数字を出しにくいんです。密閉度と空間の広さにもよります。落下する飛沫による感染は考える必要もないですが、空気感染は空気の流れで粒子の動きも変わります。換気や空気循環のない屋内では「ここまで離れれば大丈夫」とはなかなか言いにくい。屋外であれば感染の確率は各段に下がります。

接触感染がまったくないとは言いません。でも、その対策を生活の場で神経質になるまでやる必要があるかといえば、それはないと思っています。病院の患者のいる部屋であれば、物の表面にウイルスが付着している可能性はあるので、消毒するなとは言いません。家族が感染して自宅待機をしていた場合もやればいいでしょう。しかし、感染者がほとんどいない場所で、「可能性」だけで病院などと同じようなことをする必要はないんです。

憂慮すべきは院内感染

――冬は感染対策としては厳しい環境になりますが、とくにこういうことに気を付けた方がいい、こういう対策が必要だ、というものはありますか。

実は、こうすれば安心という手はないんですよ。もっとも厳しいのは院内感染だと思います。冬は様々な病気の患者が増えますから、病床の逼迫は春夏よりも早くなるかもしれません。ＰＣＲ検査も、いろんな圧力に抵抗できず件数が増大すれば、軽症の陽性患者がものすごく増えるでしょう。それらを全部病院に集めたらどうなるか。私は院内感染をすごく心配しています。患者だけではなく、病院職員がウイルスを持ち込んでくる可能性も考えておかねばならない。もし本当に市中で蔓延するような事態になったら、持ち込みは必至とみてていいです。私たちはそれをインフルエンザで経験してきました。毎年のインフルエンザ流行期には感染が院内で広がることなんてざらですから。冬にコロナによって同じようなことが起きれば、地域の病院は外来も手術室も含め全部ストップして、病院として機能不全を起こしかねません。日本中の病院がそうなったら一体どうなるか。

病院はコロナだけではなく、様々な救急患者にも対応しなければなりません。交通事故のけが人や突然の腹痛に苦しむ人も搬送されてきます。そういう人たちを診なければならないのですが、コロナでその機能がストップしてしまうのがすごく怖い。職員からコロナ患者が何人か出たとか院内感染が起きたということで、あちらこちらの病院が閉鎖されたら、地域の医療を担う所がなくなってしまうのではないかと恐れています。いわゆる医療崩壊です。

これは、私たちが個人として恐れるべきこととは別次元の、社会全体として恐れるべきことです。これを起こさないための方策を考えていかなくてはいけません。無症状者、軽症者は病院以外の場所で一定期間過ごしてもらうことを、もっと積極的に進めることもその一つかと思います。

病院の経済的崩壊の懸念もあります。すでに経済的に立ち行かなくなっている病院がたくさんあると聞きます。これからもどんどん増えていくでしょう。他の疾病の患者が訪れ

無症状者、軽症者は病院以外の場所で一定期間過ごしてもらう

なくなっていますし、感染対策で出費はかさむばかりです。あちらこちらの医療機関でボーナスが出なくなっているという話も聞いています。職員は懸命に働いているのに。それこそ医療崩壊じゃないでしょうか。病院が倒産してしまったら、患者の面倒は一体誰が見るのか。真剣に考えておかなければならないことです。

ワクチン接種はそう簡単な話ではない

——頼みの綱がワクチンと治療薬だとさかんに言われています。世界では急ピッチで開発が進められているところです。この先、ワクチン、治療薬で期待されることと懸念されることは何でしょうか。

この夏の段階でワクチン開発は、イギリス、ロシアが第一、二相試験を終え第三相試験に進みかけており、アメリカはすでに国内で、中国は国外で第三相の試験を始めています。中国は第三相を飛ばして人民解放軍に直接接種を開始したとの報道もあります。相(フェーズ)という言葉はワクチン開発において国の承認に至るまでの試験の段階のことで、「第一相」は、少数の健康人を対象にした接種により有害事象が起きるかどうかを見る安全性確認試験です。「第二相」は、それより数を増やした数十人から数百人規模での健康人での安全性試験と免疫反応を起こせるかの性能を見る試験。「第三相」は、実際の流行地域における数千から数万人規模での大規模臨床試験のことです(一六三頁参照)。

アメリカだと二億か三億セット分は自国で抱えて、あとは他国に売却するということになるかもしれません。問題は本当に効くかどうか。さらに副作用はないか。アメリカは臨床試験の面では日本よりしっかりしていて、おかしなワクチンを作ったりしないという信頼感はありますが、これまでの何年もかけてきたワクチン開発と比べると拙速感は否めません。中国、ロシアは完全に政治主導です。アメリカは一九七六年のワクチン事件（一五六頁参照）でかなり痛い目に遭っていますので、緊急性は重んじながらもある程度のちゃんとした治験は行ってくれると思いたいですが、トランプ政権に焦りが感じられます。

日本は米英の製薬会社とワクチン調達契約を結んだとニュースになっていますが、世界ではワクチンの争奪戦が起きるでしょうね。価格は相当吹っかけられるでしょう。前にも言いましたが、これも孫子の世代の借金、負担になるわけです。

日本や欧米各国がお金をたくさん積んでワクチンを購入する一方、貧しくて買えない国もあるでしょう。ここで問題になるのは南北格差です。金に飽かせて買うことの後ろめたさから、途上国の分まで一緒に買ってあげて余剰分を寄付する、というようなことをするのか。まあ、これも次世代の負担になる話ですが。

ワクチンの量がすぐに全国民に回るほど確保できない場合、優先順位の問題が起きます。誰から打つのかということになってくるでしょう。政府の分科会では医療従事者、高齢者を優先する案が示されているようです。国民は、医療従事者については何となく納得するでしょうけれども。ただし、現状を言うと、医療従事者の中にも、副作用の面がまだ不明なこともあって、自分は接種を受けたくないという人たちもいて、ネット上では受け容れに積極的な人と慎重な人に分かれているようです。

二〇〇九年の新型インフルエンザでも紛糾しました。このときは「子供たちを守れ」という声が大きかった。このインフルエンザに対しては、高齢者にはある程度免疫があるのがわかっていましたから。でも、新型コロナはどの世代にも免疫はありません。そうすると、重症化しやすい高齢者か、あまり重症化しないが将来のある子供たちか、という議論になります。そこのコンセンサスをいまから決めておかないといけません。一億人分のワクチンが一度に間に合うのならいいですが、三千万人分しか来ないとなったときに、一体誰にどう使うのかが必ず問題になるはずです。

――それはおそらく日本人が苦手な議論ですね。

そうですね。そのときの感染の状況次第ではありますけれど。若い世代は重症化しないということがそれまでのデータではっきりしていれば、高齢者に譲るという選択肢はあり得るでしょう。これまで子供は重症化してないのは確かですので、子供は見送って、高齢者を優先することになるのか。でも、子供の親たちはそれを許さないでしょう。現状の小学校の対策を見ていると、小学生にほとんど感染者がいないようなところでも、ものすごく神経質に過剰な感染対策をしています。あれは親が許さないからじゃないでしょうか。子供は一番大事ですから。それはおそらく日本中どこの親もそうでしょう。自分たちより子供のほうを優先してほしいというのが親心だと思います。その意味では、子供を含めての優先順位決めはそう簡単なことではありません。

――外国からワクチンを買う際、副作用があったときは製薬会社の免責が条件なのでしょう？

新しいワクチン開発はある意味で賭けです。予想もできない副作用が生じるリスクと背中合わせです。それで訴えられたら製薬会社はとてもやってられません（一六三頁参照）。当然、免責契約付きです。そうでなければ売りません。アメリカは国内向けも免責にしたという話ですよ。

――このことについて日本国内ではあまり認識されていないように思えます。

政府内では話をしているでしょう。そうでなければ外国の製薬会社がワクチンを売るわけがありません。ただ副作用については、短期的なものならば日本より開発当事国の方が早く現れるので、その点では様子見ができます。接種が遅れることのアドバンテージはあります。ワクチンを接種希望者全員分準備しておくことと、それを一斉に使うことは、別次元のことです。

あとは日本のワクチン開発です。国産ワクチンがどれだけ進んでいるか。これもスピード的にはなかなか簡単にはいかないでしょう。当たり前ですが、安全性試験くらいまではできますが、効果があるかどうかの試験はやれません。そこまでの数の患者が出ていないからです。作ったワクチンを感染者の多い国で臨床試験するしかないということになる。中国でさえ現在作っているワクチンを自国で試験できずに、ブラジルや中東で第三相試験をしています。いずれにしても日本においては、二〇二〇年中にどうのこうのというレベ

ワクチン開発は間に合わないが重症化した人はある程度救える

ルの話ではないでしょう。もっと時間がかかります。

――この冬は到底間に合わないですね。

このままいけば、そうです。

――ワクチンなしで乗り切らないといけない。

そこをしのぐとしたら外国のワクチンですが、それだって本当に使用に十分耐え得るものが、それも十分な量入ってくるかどうかはわかりませんよ。治療薬だって決定的なものはないですしね。私たちは一九一八年のスペイン・インフルエンザの時代と同じ状況にあるんですよ。

ただ治療としては、重症化した人をある程度救うことはできる段階になっているのかなとは思います。医学的に病態が徐々に判明してきて、重症化を防ぐやり方、命を救うための対処の仕方はかなりわかってきています。それにしてもＥＣＭＯ（体外式膜型人工肺）の数は限られています。そうすると、通常の人工呼吸器はある程度の数をそろえておく必要があります。ワクチンも薬もないとしたら、そういう対症療法をうまくやっていくしかありません。

しかし、先にも言いましたが病院で院内感染が起きると何もできなくなります。病院と医療関係者をどれだけ守れるかが重要です。院内感染だけでなく医療施設が経済的な面も含めて崩壊したら、ワクチンや薬がないどころの話ではなくなります。一般経済だけでなく、医療施設の経済崩壊を防ぐことも大事だと思います。経済を回しながら、個々人が感染しないように自らを律する生活を心がけるしかないかもしれません。そこは国民すべての自覚でしょう。過度にびくつかず、勝手気ままな行動を控える。正しく怖がることです。

ゼロリスクは大人になり切れない発想

度が過ぎれば弊害が大きくなりますが、怖がることは絶対必要です。結局は常識的にやればいいんですよ。しかし、怖がることを忘れて夜の街で大騒ぎしたり3密の典型のような場所で遊ぶのはやめておいた方がいいのは確かです。あまり言うと職業差別になりますけれども。穴蔵のような酒場で長時間飲んでいたら危ないな、くらいは常識でわかると思います。そういう健全な常識を働かせることが必要でしょう。

このウイルスについておおよそのことがわかってきたときに、あとは自分で考え行動できるような人間であるべきではないでしょうか。これまで何度も言ってきましたが、やり過ぎに対する健全なる懐疑心を働かせることも含めてです。子供たちもそういうふうに育てなくてはいけない。そういうときに大人たちがおかしなことをしているのを見ると、常識ある子供が育つのだろうかと思います。反面教師として見るのならよしですが。

——自己判断ができてないことがゼロリスク思想につながると思います。怖いから全てゼロにしたいと。これはメディアの責任もあると思いますが、ゼロリスク思想についてはどう思われますか。

医療は100％ではなく
リスクをゼロにすることはできない

これも根深い話ですね。今回だけの話ではなくて、人間としての哲学がまったく育っていないと感じることがあります。文学的教養も薄れていますね。人類が培ってきた様々な経験を学んでいたら、人間はいつまでも生きているものではないとわかると思うんですけれどね。医療が進歩すれば全員が百歳まで生きられるのかといえば、そうじゃないでしょう。

人間には寿命があって、いつかは死ななくちゃいけない。いろんなリスクがあります。外では交通事故のリスクもあれば、内では癌になるリスクもある。そういうリスクのなかで生きており死んでいく。すべてそのリスクのなかのワンオブゼムがあって、私たちはそれらのことを許容して生きてきたわけです。そのリスクを全部ゼロにするということではなかったはずです。

最近は、まるでどんな病気でも必ず治さなければ医療じゃないという風潮も感じられます。標準的な治療を施したにもかかわらず、治療成績に不満な患者に訴えられるケースがよくあります。よほど変な治療をしたのなら仕方ありませんが、現在の医学で最善を尽くしても治せないことは当然あります。どこかであきらめが必要です。でもそれができない、標準的な医療の結果を受け容れられない人たちがいます。東日本大震災の医療現場では、救命措置の優先順位を決めるトリアージもなされています。非情なことではありますが、高齢者ですでに弱っている人の順位は低いと判断されたようです。極端な非常時でのやむを得ない措置ですが、それすら家族に訴えられています。

一つのことしか見えず自己主張ばかり押し通そうとする人たちがいます。医療に一〇〇％を求める人のほか、学校の先生方に対するモンスターペアレントと呼ばれる人たちもそうです。何か間違った民主主義のような気がします。リスクは全部ゼロにしろという人たちが人生をどういうものとしてとらえているのか考えることがあります。一体どんな生き方をしてきたのかと。本当の大人になり切れない子供のままの大人のような感じでしょうか。日本人はそこまで幼稚な人間の集団になってしまったのか、と思うことがあります。

医療が現在ほどのレベルではなかった時代の人たちは、ある程度の達観があったと思います。人生こんなもんだ、というような。そう長くない人生のなかで、いろいろやってきてある程度燃え尽きたという達観です。いまは寿命が長くなったためでしょうか、人情的には理解できますが、かなり欲を出す人あるいは家族もいます。いつまでも生かすのが医者だ、医療だ、国の義務だとかいう話になってきて、個人の責任は全部どこかに行ってしまう。

いろんな医事裁判があります。医療に対して求めるものが大きく、医療従事者が日常の医療行為を委縮させてしまいそうな、医療従事者にとってものすごく厳しい判決が連発されています。メディアもその傾向を社会正義として無批判に取り上げることが多いのではないでしょうか。ゼロリスクに迎合しているように思えます。

メディアが意図せずとも国民をミスリードしている

メディアはもっと勉強してほしい

ゼロリスクとはいわないまでも、それに近い話として、先に紹介した「ＰＣＲ検査を国民全員に行え」という主張があります。そういう極端な意見の人を連れて来て、それに対する反論なしにその人だけにしゃべらせているのはメディアによる選択です。メディアは結果的にそうやって世論を一方的に誘導しているようにも見えます。中途半端な効果しかないフェイスシールドにしろ、環境消毒にしろ、根拠もなく「これをやればリスクがゼロになる」と思わせるような対策を何気なく見せて、国民にそれが正解だと思わせているのも同じ根っこだと思います。

テレビのリポーターが海辺でマスクをして中継しているのを見てあきれました。そんな場所で誰に感染させる可能性があるのか。健全なる常識が失われているのではないでしょうか。これはどこでもマスクをしなければならないと国民に教えようとしているんでしょうか。

――教えようというより、視聴者から苦情が来るのを避けるためかもしれません。「なぜマスクをしていない！」とクレームをつける人がいるかもしれませんから。

そんな誤ったクレームを恐れ、それに迎合する必要があるのでしょうか。クレームが来ても、むしろ良いチャンスとみて、番組できちんと説明ができればいいと思うのですけれどね。あるテレビ番組で出演者の間に透明の衝立を立てているのを見て、世間で行われていることを皮肉っているのかと思いましたが、どうも本気のようです。意味のないことを世の中に示すことになっています。国民をミスリードしています。

――それでもメディアには国民に情報を伝える重要な役割があります。メディアに望むことはありますか。

メディアも新聞、テレビ、ネットといろいろありますが、一般の人がもっともよく見ているのはテレビでしょうから、テレビにはもっとちゃんとしてほしいという思いが強いです。安直な流れで報道するのではなく、もっと広く深く取材して、時間をかけて勉強したうえで自分たちの報道の内容を決めてほしい。専門家という人に話をさせるのであれば、その話の信憑性に関して多方面から検証するような姿勢がほしいです。

第3章　専門家の役割とは
――メディアで、政策決定の場で――

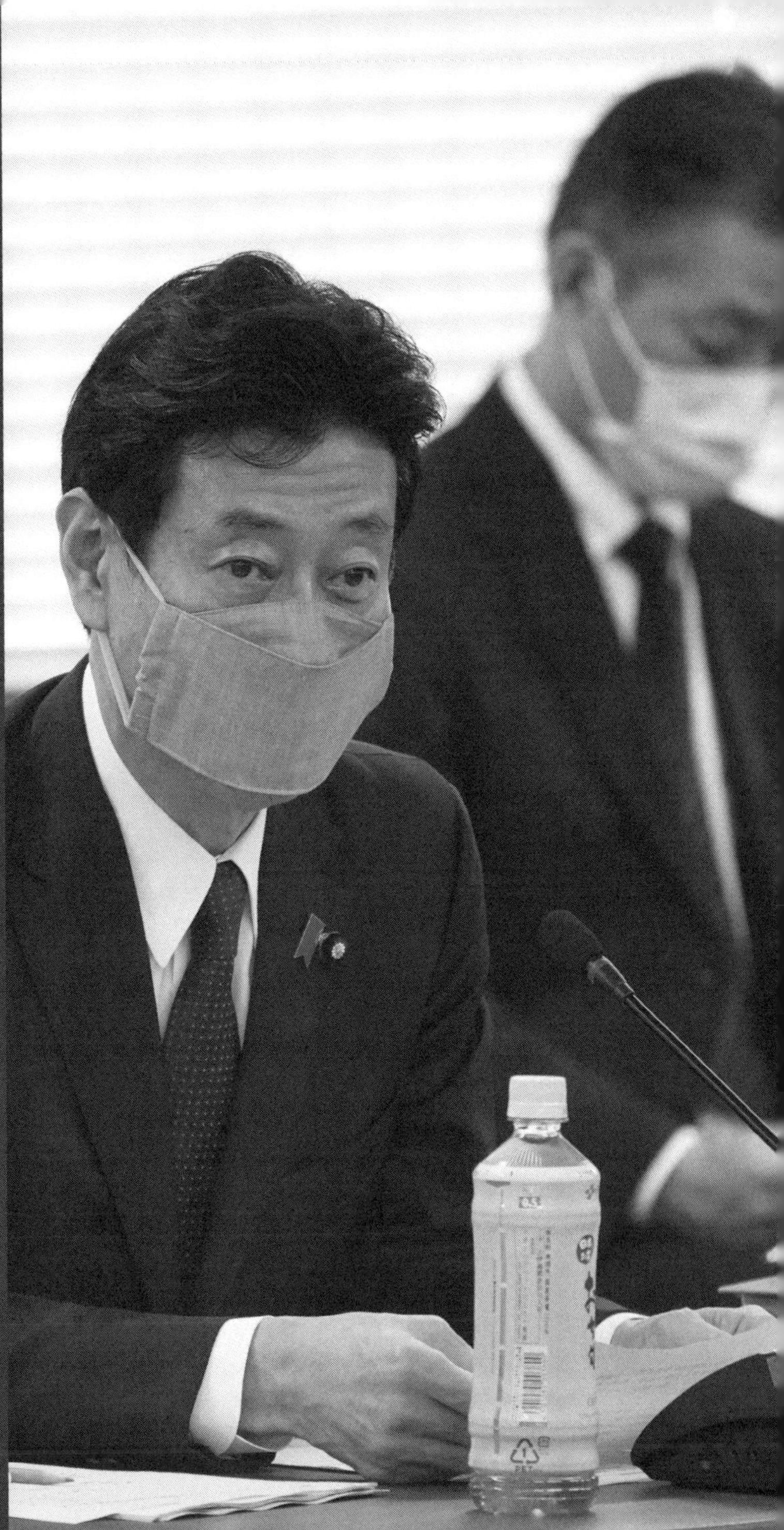

新型コロナウイルス感染症対策専門家会議で挨拶する西村康稔経済再生相（手前）
（2020年6月1日　厚労省　提供・共同通信イメージズ）

本物の専門家はどこに？

――コロナの感染が社会問題化して以来、テレビのワイドショーなどには、多くの専門家が登場しています。この章では専門家についてお聞きしたいと思います。

新型インフルエンザが流行した二〇〇九年に日本で出版した『豚インフルエンザ事件と政策決断』の訳者あとがきで、私は「報道メディアと『専門家』」と題して次のように書きました。長いですが引用します。

〈この春の日本における騒動、すなわち感染の封じ込めを目指した極端な隔離、感染を極度に怖がる医療従事者の極端な装備ならびに対応、一般市民の過剰反応等々は、その後大きな反省を呼んだ。この混乱、とかく厚生労働省だけが悪者にされがちだが、専門家あるいは「専門家」と称される人々あるいは自称「専門家」の場内場外からの誘導があったのも事実である。それには流行前からの「活躍」のおかげでサブリミナル的に効いていたものもあったし、売れっ子タレントよろしく毎日のようにTV番組に登場する御仁もいれば流行が始まってからマスコミによって「発掘」され登場し始める人たちもいた。皆「専門家」としての出番に嬉々として登場しているようにも見受けられた。こうした現象も、本書のどこかに書かれてある一九七六年の状況と何ら変わりはない。

自分だけの狭いロジックに凝り固まった「専門家」たちとそれに乗せられるしかない一

般市民と医療関係者という図式である。一方メディアは、むしろしたたかである。「専門家」に自分たちの意図する、ある一定の方向で発言させているのでは、というようなところが見え隠れしている。「専門家」の発言の真偽をそれ以上チェックするメカニズムは皆無であり、ときにまったくの誤りが堂々と公共の電波で流布されるということが起きている〉

今回のコロナ禍でテレビに登場している〝専門家〟を見て、この文章を書いた二〇〇九年当時と状況はまったく変わっておらず、また同じことが繰り返されていると思いました。

結局、専門家とは一体誰だったのか。二〇〇九年当時もたくさんの〝専門家〟がメディアに登場しましたが、「本当の専門家って誰なの？　どれだけいるの？」ということです。専門家というときに、おおざっぱに「専門家」というのではなく、その専門性を詳細に問わなくてはいけません。どういう立場でそこに出てきているのか、よくわからない人たちもいました。

感染症に詳しい〝感染症の専門家〟という人が登場しています。私もそのように紹介されることがありますが、「一体、俺は感染症の何の専門家なのだろう」と思うことがあります。感染症といってもいろんな感染症があります。細菌やカビ、ウイルスなど原因は様々です。なかには、「この人はウイルスについてはどれほど詳しいのだろう」と疑問に思うことがあります。そういう人が的外れなことを言ったりすると「何だろう、この人は？」と思うわけです。

専門家とは何なのか、ということから議論を始めないといけません。どこまでの知識があれば専門家といっていいのか。テレビのキャスターより詳しければ専門家といえるのか。これは比較の問題であって、絶対的な専門家というものがいるのかなと思うことがあります。ある問題を語るにあたって、どうしてその人が専門家といわれるのか、よくわからないことがあります。素人のコメンテーターと大差ないことを言っている人もいます。

確かに勉強はしているのでしょう。でも、どこかで聞きかじったようなことを話している人もいます。何かの教科書か試験の答案を丸暗記したような現実味のない話をする人が多いですね。ウイルス学の入り口にちょっとだけいた人が、あたかもウイルス学を極めた大家のような発言を繰り返しています。ウイルスを本格的に研究したとは思えないような人が〝専門家〟としてもっともらしいことを語っているのも鼻につきます。

メディアが語らせたいストーリー

見渡してみると、すごく浅い意味での〝専門家〟というのでしょうか。少し勉強すれば誰でも語れるようなことを言っている人ばかりという印象があります。そういう〝専門家〟を出演させているメディアに何か意図があるような気もしますね。何となく当たり障りのない、どこからもあまり文句をつけられないようなことを語らせる。その上で、ちょっと専門的に見えることを言ってもらって、視聴者を脅してみたり。そういうことで視聴率を取るためにやっているのかと思ったりします。

警告は、科学的根拠に基づき冷静に発せられるべき

もちろん、内実はよく知りません。ただ、「たぶん、これはディレクターがストーリーを考えているんだろうな。その筋書きどおりのことをしゃべってくれるような人を連れてきているんだろう」と思うことが多々あります。その発言に問題があっても、その問題自体でまた視聴者を引き付けようという意図も感じられます。

しかし、そういう〝専門家〟たちが科学的根拠に乏しい「脅し」を始めると、社会に「怖がり過ぎ現象」を誘発していきます。一種のアラート（警告）という意味もあるのかもしれませんが、別にこういう人たちがテレビでアラートしなくても、コロナは皆が怖いと思っているわけですからね。

皆が怖いと思っているところに、〝専門家〟といわれている人が出てきて、さらに怖いことを言ったら、どんどん怖がり過ぎの方向に向かい、それがいかにも正しいと受け取られてしまいます。実際は様々な見方があるのに。さらにその脇に素人のコメンテーターがいて、何だかんだと言うわけです。そうやって盛り上がっていって、必要以上の恐れと言いますか、恐怖の連鎖のようなものがどんどん広がって、世の中がちょっと変な方向に動いていているという感じがします。

――アラートを出すのはメディアの役割ではありますが、パニックを誘発しないように配慮する責任はありますね。

確かに、アラートという意味ではメディアは重要な役割を担っていると思います。しかし、それは科学的根拠に基づき、冷静に発せられるべきです。これまでの報道を見ると、

わざわざ専門家を呼ばなくても、皆がわかっているような内容のものもあります。感染者数のグラフを見ながら、「これは危険です。今後大変なことになります」と言ったって、グラフを見れば誰だってわかりますよ。

そこで「こういう数字になっていますが、パニックを起こすような心配はありません」とその理由を冷静に語るのが専門家だと思います。でも、おそらくそういう人は呼ばない。「このままだと感染者はどんどん増えてきます。何もしなかったら大変なことになります」というストーリーが大事なのでしょう。メディアにはそのストーリーを専門家に語らせたいという思惑もあるのではないでしょうか。そこであえて、「こういう数字が出ているが、大げさに騒ぐことではない」というメディアがあれば、たいしたものだと思いますが。

――主にテレビのワイドショーを念頭に話しておられると思いますが、そこに登場している〝専門家〟が犯しているミスをいくつか挙げると、どういうものがあるでしょうか。

テレビをかなりくさしましたが、テレビが本当に悪いのか、という思いもあります。レストランはテーブルに仕切り板を立てて飛沫の伝搬を防ぐ対策をとりなさいとされていますね。でも、中途半端な高さの仕切り板では空気感染は防ぎきれません。専門家の助言だとされていますが、本当の専門家がそんな話をするのかと疑問に思いました。ウイルスの専門家ではない半分素人の人が考えたことではないのか。それが専門家の言葉として世に伝わっていくのは危ういと感じています。

「新しい生活様式」のような国の指針に関わる専門家の中にも、半分専門家のような人がいて、そういう人がいろいろこまごまとしたものを書いているのではないか。それをまた別の専門家が国の指針に沿うように書き直したりして、それが絶対的な感染対策のように権威づけられていく。その受け売りをテレビに出ている〝専門家〟が話して、テレビを見た一般の人たちは、有効で、それがなければ対策ではないと信じてしまう。

「新しい生活様式」では買い物の仕方まで実践例が示されていて、事細かに過ぎますね。大皿は避けて、料理は個別に分けて、とか。こんなことを専門家が言ったとは信じがたい。これを指導した専門家とはどんな人なのかと思います。道ですれ違うときは距離を取れとか、コンサートやスポーツ会場で歌うときや応援をするときは、人と人との距離を二メートル空けなさいとか。ウイルス専門家にはここまで細かな具体的指示は出せませんし、たぶん出さないでしょう。

何かよくわからないまま、そのような言に振り回され、それらが当たり前のようになって、皆右へ倣えという同調圧力になっていくように感じます。

ウイルス専門家には「生活様式」までの事細かな指示は出せない

断定的な語りを疑え

――専門家といわれる人たちの説明したウイルスの実態や提唱した感染防止策のなかで、異論のあるものについて説明してください。

政府の専門家会議の議事録が公表されていないので、そもそもどんな議論があったのかよくわかりません。検証ができない。最初から予定調和のような形で結論が先にあって、それに向かって議論が進められたのかもしれない。そういう疑いまで持ちます。その結末に至った原理がわからないんです。最初から「この感染様式しかない」とがちがちに決めてかかって議論が進められたのではないかと思います。どこかの教科書に書いてあるような、落下する飛沫で感染するとか、主に人の手を介して感染するというような話です。

そういう頭のなかで組み立てたようなことが大前提になって、「新しい生活様式」という話が出てきている。でも、ウイルスというもののおおもとのことについて理解がちゃんとなされているのか、と疑問に思うことがあます。

そのようなことに関しておかしいと思えるかどうかなんです。感染症の解説書にはそのように書いてあって、すべてそれに基づいて説明しようとしていることに対して、実際はどうなのか、と疑問を持つことが大切です。それは本当に正しいのか、という議論がありません。議論を経ない意見そのままで対策を講じてよいのか。そういうことに疑問を挟む余地がどこにもないような気がします。

一口に専門家といいますが、○○学会の理事、○○大学の教授という肩書だけでスペシャリストと判断してよいのでしょうか。各業界で感染対策のガイドラインというものを作っていますが、それもごく一部の人たち、ちょっと感染症に詳しい程度の人が書く場合もあり、内容的に疑わしいと思うこともあります。

科学の現場というのは本来、試行錯誤の連続です。これは絶対だと思っても、あとで疑

感染症の「解説書」に基づいた説明に対して実際はどうなのかと疑問を持つこと

わしい事例が出てきて、それまでの確信が吹っ飛んでしまうこともざらです。自信満々で語れる科学者なんてほとんどいないのではないでしょうか。それが、どこかの解説書に書いてあるようなことを、何のためらいもなく、立て板に水のように説明する人がいます。聞いている人に疑問を持たせないようなしゃべりをする人が専門家でしょうか。本当に科学者なのか、と思ってしまいます。

私などはウイルスについて説明する際、いつも頭のなかで「こんなこと言っちゃったけど、実は別の見解もあるし、これでいいのかな」と、かなり葛藤しながら話しているんです。だから、テレビの生放送でまともにしゃべることなどできない（笑）。頭のなかでは常に自分がしゃべっていることに対する反論が渦巻いています。物事には様々な見方があり、諸説あるのがあたりまえです。

それが、質問されると「これが正解です」というように断定的に説明していく専門家があまりにも多いような気がします。専門家というのは、もっと悩む人間だと私は思うんですが、全然悩んでいる様子ではない。テレビとしては、番組のなかで悩まれても困るのでしょうね。質問されたら、直ちに立て板に水で説明してくれる。それがディレクター好みの専門家なのでしょう。

ウイルスを知らない〝専門家〟

肩書というものには魔力があって、○○学会会長だの、何々の専門員だのというと皆信用してしまう。肩書商売というのでしょうか。それをこのコロナ禍で見せられている気がします。○○大学の教授などという肩書の人は実際、世の中に山ほどいますから、その程度の肩書に惑わされてしまうというか。でも、一般のテレビ視聴者がそうなるのは無理もないと思います。

それをわかっていて、あえてそういう人を呼んでくるとしたら、メディアはずるいですね。肩書がないと信用されないということはあるでしょうけれども。もし、肩書なしで同じことを話したとしたら、「なんだ、この人は。そんな一般常識でわかるような、誰でも言えるような話をして。どうしてこんな人がテレビでしゃべっているのか」と言われそうな人もたくさんいます。ウイルス学者と名乗っているけれども、本当にウイルスの研究をやったのか疑わしい人も。そういう人たちと本当にウイルスを研究している専門家との間で、それこそ血みどろのディスカッションをさせなければならないと思います。

――メディアが何か筋書きを考えて専門家を選んでいるということもあるかもしれませんが、それはやや買いかぶりではないでしょうか。実態は専門家についての勉強不足、無知によるものも多いと思います。

感染管理は主に病院の感染管理で、ほとんどが細菌を想定したもの

そうですね。テレビのワイドショーなどに出ている〝専門家〟を見ていくと、臨床の先生とか公衆衛生の専門家もいますが、大半は細菌とくに抗菌薬関連の感染管理の人たちですね。ウイルスを研究している人はほとんど見かけません。細菌の専門家、いわゆる「ばい菌屋」さんが多いから手洗いばかり言うんです。細菌は主に接触感染ですから。しかし、新型コロナでは接触感染だけでは説明しきれないものが出てきています。空気感染を認めざるを得なくなって、「マイクロ飛沫」などという新語を作って、テレビで、さも自分たちが新しい感染様式を発見したようなことを言う。前々から空気感染を主張している「ウイルス屋」たちは頭に来ていますよ。

感染管理には長い歴史があり、主に病院の感染管理なんです。病院での感染管理はほとんどが細菌を想定したものです。手洗いを一生懸命やれというのもその発想です。その延長線上で考えるから、空気感染が主と考えられるインフルエンザやコロナでも「まず手洗い」ということになる。これは日本だけではなく、アメリカもＷＨＯも同じです。感染管理の世界はほぼ「ばい菌屋」さんです。

世界のウイルス学者約二百四十人が連名でコロナの空気感染を主張する書簡を出したのも、「ばい菌屋」さんたちが主流の感染対策に我慢しきれなくなったからです。彼らは数が多いし、資金もすごくあります。一方、ウイルス関連学会は小さくて、資金的にいつもヒイヒイ言っています。社会に対する宣伝もほとんどしません。純粋にコツコツ学問をやっている人が多いんです。そういう人たちはコロナの感染対策の最前線やテレビなどに呼ば

れることはほとんどないし、呼ばれても例の調子で断定的なことを言うこともなければ、立て板に水の話もできません。

ウイルス屋のなかには、テレビで「ばい菌屋」たちが好き勝手に話していることに腹を立てて、私に「あんなことをしゃべらせていいのか」と言ってくる人もいます。かといって、私のようなしゃべり下手が出ていくこともできませんが。

健全なる懐疑が必要

政治学者の丸山眞男の「『である』ことと『する』こと」という評論がありますね。彼の言わんとする本当の深い意味は私にはわかりませんが、私はこの言葉をこんな風に自分自身のものにしています。「私はウイルスセンター長である」とか、「アメリカのCDCで勉強した人間である」とか、そういう肩書で紹介されることがあります。でも実は自分にとってそれは心地よいものではありません。大事なことは、「じゃあ、あなた一体、何をする人か」という問いかけに対して「ウイルスの研究をして、自分の研究やデータに基づいて、それに関連することをたくさん勉強して、こういう結論に至っています」と胸を張ることです。ちょっと気障でしたが（笑）。これが「である」自分ではなく、「する」自分だと思っています。

テレビに出てくる多くの〝専門家〟の人たちは、「である」ばかりで「する」が何もな

いろんな情報の選択肢を与えて そのなかで一体どれが最適かを考える

いんじゃないかと思うことがあります。昔の自分のバックグラウンドでいまの現象を説明しようとするから偏った説明しかできなくなる。「何もわかってないのに、よくそんなことが言えるな」と思うことがあります。メディアは一つの偏った見方だけではなく、対立軸をどこかに持ってくるべきではないでしょうか。その議論のなかで視聴者の国民に判断してもらう。素人の視聴者に判断できるかどうかわかりませんが、少なくとも考える選択肢を提供していかなければ、大げさに言えば民主主義は成立しないのではないかと思うわけです。

一つしか情報がなくて、それだけに基づいて政策を決めるというのは、どこかの独裁政権の国と一緒じゃないですか。いろんな情報の選択肢を与えておいて、そのなかで一体どれが最適かを考える。健全なる常識といいますか。そういうことをしていかないと、物事が一方的に変な方向に進んでいく恐れがあります。

テレビに登場する専門家はだいたいいつも同じ顔触れですね。いつも同じ人が同じことをしゃべっている。それで日本国中その意見だけに染まってしまう。いつの間にかそれに抗えなくなっている。選択肢が与えられない怖さです。

この世の中には健全なる懐疑が必要です。それは科学者だけではなく、一般の人たちにも同じだと思います。「専門家がこういうことを言っているけれども、それは本当だろうか」と疑ってみることです。たとえば、スーパーの商品の包装にウイルスが付着しているから、アルコール消毒液で拭きなさいと言う〝専門家〟がいます。それを聞いて、びっくりしました。ウイルス学の常識では、そんなところにウイルスが付着している可能性はほぼゼロです。でも、一般の人たちはそうだと思ってしまいます。言われるがまま拭くのか、「専門家の意見といえども、そこまで必要だろうか」と疑問に思うのか。そのように疑問に思うことが健全なる懐疑です。それが健全なる常識につながっていくのではないでしょうか。

どこを触ってもペンキ塗りたてのようにウイルスがいると思って、エレベーターのボタンまで一生懸命アルコール消毒液で拭いているのも同じです。細菌ならいざしらず、そんなにあちこちにウイルスはいません。〝専門家〟によるそういうあり得ない説明になんの疑問も持たずに踊らされている人たちはかわいそうですよ。

とはいえ、これも断定的に言えないウイルス屋の葛藤のいい例かもしれませんが、「環境にウイルスはいない」と言うのは語弊があって、環境のなかにヒトに悪さする病原ウイルスはいませんが、カビや藻がいる場所にはカビと藻で増えるウイルスはいます。植物にも植物ウイルスがいますし、細菌に寄生するウイルスもいるんです。細胞あるところウイルスありです。ただ、環境に山ほどウイルスがいることは間違いないのですが、人間に害をなすコロナウイルスがスーパーの商品やエレベーターなど、そこら中にいるかといえば、ほとんどいないと断言できます。

可能性は何%なのかを一般の人たちに説明するのが専門家の義務

「可能性」の確率を語れ!

——メディアに登場する専門家の人たちの「可能性があります」という言葉ですが、こういう言い方が一般の素人を惑わすのではないかと思います。可能性にも濃淡があり、その確率を具体的に言ってもらわないと、あらゆる可能性に怯えなければなりません。

そのとおりです。可能性と言ったら何だってあり得ます。ずるい言い方です。ゼロか、ゼロではない(可能性がある)かの二者択一だと、ゼロを証明することは至難のことです。「ゼロではない」は無限大に言えますからね。だから、「可能性がある」だけではダメで、たとえば「百人いたとしたら、一人もそんなことを起こす可能性はないですよ」とか、「千人のうち一人くらいはありますよ」程度の話はすべきだと思います。

そこをちゃんと言ってあげなくてはいけない。「可能性があります」「否定できません」などという言い方は無責任です。世の中で可能性のないものなんてあるのかと聞いてみたいですね。「可能性があります」と言うときに、その可能性は何%なのかを一般の人たちに説明する義務があります。そう説明されれば、怖がり方も違ってきます。

たとえとして適当ではないかもしれませんが、「宝くじの高額当選程度の確率ですよ」とか、「一万円が当たるくらい」、あるいは「三百円の確率ですよ」とか。一億円が当たる確率と言われれば、「なんだ、あまり心配することはないな」と思うでしょうし、三百円と言われれば「これは大変だ」と警戒するでしょう。

そういうイメージを持った話をしてもらわないと、一般の人たちは混乱するだけです。「この話の内容でどれくらいイメージが持てるかで、その専門家の考え方がわかります。「この専門家は説得力がある」「この人はちょっと信用できないな」とか、聞いている人たちが判断できるようでなければならないと思います。可能性の確率を語ることは、話を聞いた人のその後の行動に影響します。だから、確率を語ることはすごく大事なんです。

――西村さんはコロナで亡くなった人の遺体から感染する確率はほぼゼロだとおっしゃっていました。しかし、感染する可能性があるという言説が広まり、家族が最後のお別れもできない、まともな葬儀もできない、という状況が生じています。これはかなり取り返しのつかないことではないでしょうか。

ご遺体の扱いや葬儀の話を聞いて怒りに震えましたよ。一般の素人が怖がるのはまあ仕方がないと思います。ウイルスについて知らないんだから。「もしかしたら遺体から感染するかも」と思ってしまうかもしれません。でも、そういうことを聞かれたときに、「可能性は否定できません」というのではなく「感染の可能性は全然ないから心配しないように」と言ってあげないと専門家と名乗る資格はないと思います。可能性の確率を説明するのは専門家の責任ですよ。もし、遺体から感染すると信じている専門家がいるのなら、その人はよほど知識に乏しいか、科学者としての資質がないかでしょう。

専門家の社会に対する責任というものがあると思います。確率を語らない人はそれを放棄しているというしかない。確率がわからなくて可能性だけを言っているのなら、その人の能力だから仕方ないのかもしれませんが。それは、そういう専門家とはいえない人を出演させて語らせているメディアの責任ですね。

可能性の確率を語ることは話を聞いた人の行動に影響する

一人の専門家に頼る危うさ

——専門家の意見によって国の感染政策が大きく動きます。たとえば八割の行動制限などです。社会にとてつもなく大きな影響を与える政策が一握りの専門家の意見で決まってしまう場合もある。そういうときに、「これはいかがなものだろう」と反対の意見を取り上げてブレーキをかける機能が働いていないような気がします。

国の政策として決まったことに異議というか、しっかりとした別の意見を提示できる人材が日本にはいないのかもしれないと思うこともあります。決まった政策に迎合する意見ばかりで。情けない話ですけれども。そういう人材を育てられなかったのは日本の教育の失敗かもしれません。ただ、実は日本には人材は埋もれていて、まだ発掘されていないのかもしれない。

接触機会の八割削減の数理モデルについては、私はそちらの専門家ではないのでよくわかりませんので、良いとも悪いとも言えません。計算式を考えた人の能力と人間性を信用して皆従っているわけです。作った人、計算した人が信用ならないという話ではありません。ただ、よく理解できない答案にすべて身をゆだねて、本当にそれでいいのかと思います。それはその人がどうのこうのというより、そのモデルを採用する側の問題でしょう。

この数理モデルの専門家が日本には彼しかいないというなら仕方がありません。だとしても、その人しか理解できないという結論をまるごと採用してもよいのか。「待てよ」とか「本当？」という人がいてもいいのではないでしょうか。健全なる懐疑です。政治家にしても企業経営者にしても、「それはどうなのかな」と思いつつも、専門家の肩書に負けてしまって受け入れている面もあるのではないかと思います。

これまでの政策はすでにやってしまったことなので、いまさら非難してもしょうがない。だから、今後も同様の事態が生じた場合に、数理専門家をもっと養成しておく必要がありますね。一人の専門家ではなく、別の立場、視点を持った少なくとも三、四人の専門家が集まって、ああでもない、こうでもないと議論する。その議論のなかで八〇％の行動制限をしなくても、七五％でいいのではないか、六〇％だよ、という意見が出てくるかもしれません。そういうことがやれるような科学的バックグラウンドをちゃんと持っている国なのかが問われます。ある分野にたった一人しか専門家がいないのはどうなのか。世界的な専門家が一人いるのなら、その人の意見を聞いていればいいんだ、という考えもあるかもしれませんが、本当にそういうことでよいのでしょうか。もし間違っていたら？　と考えないのでしょうか。


――コロナの場合に限らず、政府の審議会には大勢に真っ向反対する意見の人は呼ばれませんね。おおよそ同じ考え方の人たちを並べて予定調和のシャンシャンで終わるのが常です。でも、そういうやり方をコロナ禍のような危機のときにやられてしまっては、もし見当違いの場合、多くの犠牲者が出る怖さがあります。

それはすごく怖いことです。今回のことだけではなく、歴史を振り返るとそういうことはたくさんあるでしょう。第二次世界大戦の際の参謀本部のなかのディスカッションはどうなっていたのか。戦争関連のいろいろな話がネットにも載っていて勉強になります。さまざまな決断の場面で、力のある人が一人いて、その人の言うことには皆が従って組織が回っていく。声の大きな人の意見が本当に正しいのかは、あまり問題にならず押し切られていく。

同じようなことが現在の医療の世界でもありますよ。先輩、後輩の関係でヒエラルキーが決まっていて、この先生が何か言えば、全体がまとまるというような。そこには侃々諤々の議論はないんです。本当はそれが大事なんだけれど、日本はまだそんなレベルだよ、ということかもしれません。これからの若い人たちにそうならないよう期待したいですが、いまの教育のあり方で変わっていくのかという心配もあります。

——西村さんは議論の大切さを説かれていますね。議論せよ、と。一人の意見で突き進むのは危ういと。

そういう社会にしていった面がありますね。社会の食客というか、大勢とは違う意見を言ってくれる人を養う余裕がなくなっている。様々な異論を育む余裕がないといいますか。

大勢とは違う意見を言ってくれる人を養う余裕がなくなっている

効率化の名のもとに、異論が醸成される環境をなくしてしまった。その余裕がない社会でいまの出来事が生じているのではないでしょうか。

医学、公衆衛生以外の知見も入れよ

――専門家が意思決定者になってしまっている印象を受けます。議論がないところで専門家がこうだと言ったら、政策を決定する政治家は従わざるを得なくなる。感染対策の素人である政治家が反論することは不可能ではないでしょうか。

政府の専門家会議では当初は純粋に医学、公衆衛生の議論でしたが、あとになって経済の話が出てきましたね。議論の初めから経済の専門家も入れておくべきだったと思いますが、自粛で経済を含めた社会基盤がおかしくなってから公衆衛生以外の知見を求めだした。八割削減を決める前に経済学者などを入れて議論すべきでした。純粋医学だけの話であれば八割削減でもいいですよ。でも、その八割削減をやると社会にはこんな混乱が起きますよ、という話を経済学者などを交えてやるべきだったのではないでしょうか。そこで健全なる懐疑が働いて、ある程度の抑制や修正があったかもしれない。

公衆衛生や医学とは別の分野の専門家を入れた議論の場を政治家が考えなくてはいけない。対策本部というのはそういうものでしょう。医学的には正しいけれども経済的には弊害が多い、そこは抑制すべきだ、などと議論をしなければ。対策本部が政策決定と議論の場であるように指示するのは首相の役目だと思います。それやらないで、アベノマスクのような細かいことばかりやっていた。トップの仕事はそういうものではないでしょう、と言いたいですね。

――専門家の意見を意思決定者がどう受け取り、どう実施するか。永遠のテーマのような気もしますが、ときの首相が有能か無能かに左右されずに機能する意思決定システムを作れないものでしょうか。

公衆衛生や医学とは別の分野の専門家を入れた議論の場を政治家が考えなくてはいけない

それは作ってほしいですよ。けれども、国民が選んだ政権、首相だから、自業自得と言われても仕方がないかもしれません。でも、アメリカもそんなにうまく機能していないですよ。いまCDCはトランプ大統領に疎まれて機能不全です。どんどん第一線から外されている。選挙を控えてワクチン製造を大急ぎでやりたいトランプ大統領はCDCを無視して政策を決めようとしている、という人もいます。彼はCDCが独自に何か不都合を見つけ出し、拙速なワクチン製造と国民への接種にストップをかけることを嫌っていると私は見ています。CDCは大幅に予算を削られて動きが取れなくなっている。

CDCは一九七六年の豚インフルエンザワクチン事件の反省と教訓が身に染みている組織です。政府から半ば独立していて、政府のコントロールを受けずに国民のための感染対策を進めていく尊敬できる組織だった。そういう政府の言うことを聞かない組織は、トランプ大統領にとっては邪魔なんでしょう。本来のCDCなら数カ月以内にワクチン接種を始めるなどという冒険を簡単に許すわけがありませんから。そういう意味ではアメリカもかなり危うい。トップの資質次第で政策が大きく変わってしまう。もしかすると世界的な傾向かもしれませんね。中国やロシアも同じような気がします。

——ワクチンに関しては日本も前のめりですね。英国の製薬会社から一億二千万回分、米国製薬会社から六千万回分の供給合意、などというニュースも流れました。

まあ、購入しなければしないで国民からいろいろ言われるでしょうからね。ただし、そのワクチンが安全であるかどうかはアメリカなどの治験を見ていくしかないんでしょう。アメリカは最初からどんどんワクチン接種をやるでしょうから、その様子を見てみよう、というような。ちょっとずるいですが、二番手でいこうという感じで。そういう思惑も見え隠れしている気もします。アメリカは下手をすると悲惨な目に遭うかもしれない。うまくいけば万々歳ですが。そこは大きな賭けです。大きな賭けに出るため、邪魔者のＣＤＣ外しをしているといったところでしょうか。

意思決定者は恨まれる覚悟が必要

——危うさをはらんでいるワクチン政策などの意思決定は、一握りの専門家と政治家が行うのではなく、国会で議論するか複数の委員会で検討するなどのやり方はどうでしょう。そうするとスピードは遅くなりますけれど。

最終的には一人の決断になるんです。誰が決断するかといえば、首相です。側近の官僚

全体主義の方が危機に対して優れているとは言いたくない

でもない。その孤独な作業は首相に任せたわけです。だから、私たちはそれに対して何もできない。理想から言えば、首相の周りは専門的な知見を持ったアドバイザーを何人か付けて意思決定をサポートするような体制になっているべきです。その代わりに優秀な官僚がいるということでもいい。昔の自民党だったら、いろんな派閥が主張しあって、議論する機能をはたしたかもしれませんけれどいまはそれができていないみたいだし、現在の野党にその役割ができるとも思えない。ＰＣＲ検査の議論などを見ていると、野党には任せられないと思いますよ。自民党にも任せたくないけれども、野党にも任せられない。与党とも ポピュリズムで全体のことを考えていない。自分たちの支持率を上げるために発言しているように私には聞こえるんです。国民から恨まれてもいいから、「これはこうである。やらなくちゃいけない」とはっきりと説明する。そういう姿勢でなければダメなんですが、腹の据わった政治家はいませんね。

先に言った「議論が必要」ということと矛盾することをわかって言いますが、こういう状況では合議制で動かしていくことは難しいことなんでしょう。でも、中央政府による強権で国民を動かしていく全体主義の方が危機に対して優れている、とは言いたくありません。現実問題として、寝技といいますか、首相などの中心人物をじんわりとうまく誘導するようなブレーンがいるといいのですが。頭が良くて、国民にわかりやすく説明して、大事なことをちゃんと判断できるような人が首相の周りにいてほしいですね。そういう人が国家の財産だと思いますよ。

そんな人がいま日本に何人いるか。でも、官僚のなかにもすごく頭がいい人がいるはずですよ。そういう人材が厚生労働省にいて、首相にもバシッと意見できればいいな、と願っているんですけれど。

——昔の政治家でいうと後藤田正晴のような人でしょうか。

そうですね。大番頭のような人で、あの人に任せておけば変な方向には行かないだろうという安心感が持てる。そういう政治家がいなくなりましたね。小粒になっているというか。昔は陰の大物とか言われて、悪いことをした人たちもいましたが。いまはどこかの優等生でもない何だかよくわからない人たち、あるいは苦労していないお坊ちゃまがそのままエスカレーターで上がってきたような感じの政治家が多いような気がします。たたき上げの人間は少なくなりましたね。

対立軸を提示しないメディア

——メディアは専門家の意見を人々に伝える重要な役割があります。いまはネットもあって、一口にメディアといっても様々で、玉石混交という感じもします。ただ、専門家の意見をお説ごもっともで垂れ流しているだけではその責任をはたしているとは思えません。メディアも素人ではありますが、正しい意見を取捨選択して、あるいはかみ砕いて伝えるべきではないでしょうか。

情報を咀嚼して伝えるといっても、親が食べ物を子供が食べやすいようにして口のなか

異なる意見、見方の人を探してきて国民に伝えるのがメディアの仕事

に入れてやるようなことをいうのか、いろんな食材を提供するようなことをいうのか。かみ砕いて食べやすいようにするというのは、なんとなく思い上がりのような気もしますね。国民を幼稚なものと決めつけているような。そうではなくて、国民はちゃんと勉強すれば理解できるということを前提に考えるべきではないでしょうか。そのような国民を作る教育が大事なのではないですか。

これまでの日本の教育はそういうことはあまり考えずに、右から左に暗記する受験勉強のようなことばかりで、健全な懐疑を持つような人をあまり育ててこなかったのではないでしょうか。決まったことを繰り返すような人間ばかり育ててきたような気がします。

いや、そうではなく、しっかりと考えて、ある程度の判断力のある国民も少なくない、という見方もあるでしょう。そうならば、それを前提として、様々な情報を提供することが大切でしょう。同じような意見を言う人ばかり登場させて、昨日も聞いたような話を連日伝えるのではなく、異なる意見、見方の人を探してきて、その人に語らせる。実はこういう意見もあるんですよ、ということを国民に伝えるのがメディアの仕事ではないでしょうか。

そうすると別の専門家が鼻で笑って攻撃するかもしれません。しかし、異なる意見を提示することは大事であって、そういうときはその人に代わって、ワイドショーのキャスターが「では、どこがおかしいのですか」と反論というか、問い質してほしいんです。どうもテレビのキャスターたちは、一般の人たちが聞いてほしいと思っていることを質問しませ

んね。ごもっともと受け入れるだけで。「それは本当ですか」「おかしいんじゃないですか」などと質問をして、〝専門家〟を困らせるくらいであってほしい。

そういう対立するものを見つけてきて、そこで議論を進めてみる。私はそういう場を提示するのが理想のメディアだと思っています。でも、現実はどこのテレビ局も金太郎あめのように同じ情報ばかりです。あの局よりこちらの局の方が、国民を脅す程度がまだちょっと弱いかなというくらいのことです。

〝専門家〟のなかには複数の局を掛け持ちして、昨日もきょうも、そして明日も同じようなことを言うんだろうな、という人がいます。いつも当たり障りのない誰でも言えるようなことを言っているか、極端なことばかり言って視聴者を脅しまくっている。賢い視聴者だったら、その専門家の顔を見ただけでテレビのスイッチを切ると思います。番組のなかで違う意見の専門家が激論するくらいのものであれば、視聴者も真剣に見ると思うのですが。そういうことをメディアの方は頭を使って企画できないのでしょうか。

どうもメディアを攻撃してばかりのようですが、メディアに期待しているからこそです。そのようなメディアであってくれたら、いまの事態も少しは良い方向に変わっていくのではないかと思っているんです。

メディアにだまされるな

選択肢がたくさんあるのが、豊かな社会

――西村さんは国民のなかには良識を持って判断できる人は少なからずいると言われましたが、一般の国民が専門家の意見を受け止めるにあたって、どういう意識でそれを受け止めればいいか。心掛けるべきことはありますか。

強い言い方をしますと、まずはメディアにだまされるな、ということでしょうか。「これは様々な意見の一つであって、ほかにもいろんな意見がある」ということを意識すべきですね。私だって、テレビの〝専門家〟の意見を聞くと、「わかってねえな」なんて思うことがありますが、もしかしたら私の方が間違っているかもしれない。自分の言っていることが百年後には笑われるかもしれないと思うこともあります。

そういう選択肢がたくさんあるのが豊かな社会じゃないでしょうか。まあ、いまはネットに情報の選択肢が溢れすぎていて、そこから選択することがすごく難しくなっていますが。でも、この選択肢の渦のなかで一つ一つの情報に対して、健全な懐疑を持ちながら接していくことで、自分の考えがまとまってくるということがあると思います。そういうプロセスを経て自分の考えをまとめていくことはすごく大事なことです。

最終的には自分の判断ですよ。誰かが決めたことをじっと守っていくのではなくて、自分自身で深く考え、「これは大事だ」と思ったことを実践していく。そういう人間を作っ

ていかなくちゃいけない。私たちはもう遅いかもしれないけれど、子供たちをそういうふうに育てていくべきではないですか。自分の意見をしっかり持って、世の中の同調圧力に流されないといいますか。「正しいか正しくないかわからないけれども、皆がそっちを向いているからそうしよう」というのでは、現在の私たちの社会の豊かさを捨てるようなものだと思います。その豊かさとは情報の豊かさです。情報を制限なく自由に受け取れることは豊かさですよ。

たとえばですが、世界には公式情報が一方的なものしか与えられない国があります。国が外で傍若無人なことをしていても、身内にひどい仕打ちをしていても、一般国民は自国の政府がそのようなことをしていると知らされていない、あるいはメディアが政府は正しいことをしていると繰り返し、そう信じさせられている。ウィ・アー・ナンバーワンだ、と。昔どこかの国でも聞いた話です。私はいくら経済的に発展してもそういう社会は豊かではないと思います。

そういう意味で、私たちは自分の幸せに気づいて大切にしていかなければなりません。私たちの社会はいろんな意見が自由に言えて、いろんな情報も自由に享受できる。物事の判断の基準も様々で、そこから自分の好きなように選択できる。それこそ政府だって選べるんです。選挙も自由にできる。

感染症とは関係のないような話になりましたが、感染症対策というのは医学だけではなく、社会のあり方が大きく影響すると思っています。感染症は一つの方向で突き進むだけ

多様な考え方を尊重する社会でなければ変幻自在なウイルスに対応できない

では克服できません。多様な考え方を尊重する社会でなければ、変幻自在なウイルスに対応できないと考えています。

――今回のようなほぼ全世界の国々、各国民が災禍に見舞われたパンデミックを考えていくと、公衆衛生の枠内だけでは収まらない問題だと痛感しています。人間社会とは何か、いや人間とは何かということまで考えさせられます。先日もテレビで自粛期間中の人をインタビューしていたのですが、「レストランで食事をするにしても、何人までならいいのかわからない。自分で考えて判断するのに疲れた。いっそのこと法律を作って禁止事項をはっきりさせてほしい」と言う人がいました。決して少数の意見じゃないと思います。

自分で考えずに他人に身を任せたほうが楽に決まっています。皆と一緒に流れていって。それでいいのなら、統制社会になればいいんですよ。感染症対策も、短期的には早く成果が出るかもしれません。でも、そのかわり失うものも大きいです。国家に箸の上げ下げまで決められる社会が幸福でしょうか。私たちは自分たちが持っている自由という宝を大事にしないといけません。感染症を恐れて安易に自由を捨てていいのでしょうか。

コロナがあらわにした社会観、人間観

そういう意味では感染症との戦いは、社会観の戦いともいえるかもしれません。『豚インフルエンザ事件と政策決断』の訳本を出版したときに、友人で作家の瀬名秀明さんが帯を書いてくれました。その言葉は「私たちはパンデミックと闘うのではない。この社会と

闘っているのだ」でした。そういうことだと思います。

コロナによる社会観、人間観の混乱が見られます。最近面白い本を読みました。『「健康」から生活をまもる』(大脇幸志郎著) という本です。ゼロリスク社会に対してのアンチテーゼが書かれています。皆が健康だけを追い求めて、逆に不幸になっているんじゃないかということです。私たちが今回のコロナ禍で、社会で一人でも感染者を出してはいけないと考えるのもたぶん根っこは同じです。

ゼロリスクを追求していくと社会は窒息します。少々患者が出ても仕方がないという考え方に切り替えないと社会は持ちませんよ。それはしょうがないというふうな観点から、社会全体をいい方向に持っていこうとか。そういう感染なんか起きてもいいから、重症化したり、死んでしまったりするような人を少なくすればいいだけじゃないかとか。そのような考え方があるわけです。まだ主流になれませんけれど。

確かにゼロリスクは全く不要かというと、場合によってはそうではないです。たとえば病院。院内感染はゼロにしたいし、すべきです。感染だって、自分や家族にとっては、感染するかしないかはオール・オア・ナンです。それはかからない方がいい。それでも社会全体という見方をすれば、一人でも感染者を出してはいけないというゼロリスクを追い求める弊害も考えないといけません。社会と個人のバランスは本当に難しいです。ただ、ゼロリスク追求の延長上に、感染者への差別の問題とか、「自粛警察」と呼ばれるこの流行における感情の闇の部分が形作られるのだと思います。

ゼロリスク追求の延長上に、感染者への差別、「自粛警察」など、感情の闇の部分が形作られる

ところで、聞いた話ですが、あるまったく何の症状もない小学生がＰＣＲ検査で陽性になりました。家族の一人が東京に行って帰ってきたあとに感染がわかって、その小学生は濃厚接触者でした。それを自治体が発表して、テレビでも報道されて学校が四日間休校になりました。学校には全身白ずくめの防護服を着た消毒班がやってきて、それこそ学校の隅から隅まで消毒していきました。たった一人の子供が陽性になっただけで。

後日、その子からどれくらいのウイルスが検出されたかを知りました。計算上ですが、検出されたのは検体0.1mLあたりウイルス遺伝子量としてはウイルス10個分ぐらいでした。論文情報だと遺伝子として10万個以上ないとその中に生きているウイルスはいません。ゼロリスク思想による過剰反応の最たるものですね。この程度なら、死んでいるウイルスを含む塵が風に舞ってきて鼻にちょっと付いていた、あるいは接触者のウイルスで汚染されたものを触った手で鼻に触れた、でも死んだウイルスしかいない、というレベルです。そこからウイルス遺伝子だけを検出しただけじゃないのか。それを大騒ぎして学校を閉鎖し、すべて消毒するような労力を費やす必要があるのか。自治体の公衆衛生当局は殺人的に忙しい状況なので、もはや健全な判断を下す余裕もないのかと同情するしかありませんでした。

ウイルス屋の常識でいえば0.1mLあたり10個なんて無視できる数なんです。その子が、生きているウイルスを体外に出しているわけがないんです。

「それでも周囲へ感染させる可能性を否定できない」なんて〝専門家〟が言うから隔離

せざるを得なくなり、不毛な感染対策が行われるようになるんです。おそらく日本中でこんなことが起きていると思います。東京都でも連日多数の感染者数を発表していますが、ウイルスのコピー数（ウイルスの遺伝子量で推定されるウイルスの数）などはまったく考慮していない。その感染者がどれだけのウイルスを、それもどれだけの生きているウイルスを出していたかがわからない。これらの感染者のかなりの人たちが先の小学生のようなケースだったかもしれないのに。

症状もなくウイルスの量が感染を広げる恐れのない程度なら、「帰宅してふだんどおりの生活をしてください」というような対応でいいんです。そういう個々の内容を吟味するような対応はできないものでしょうか。

このようなゼロリスクに向けた機械的な対応は、面倒の回避のようでもあり、単なる余裕不足だけかもしれないし、そう思いたい。だが、本気でゼロリスクを求めているとしたら、それは、自分が死ぬことも家族が死ぬことも認めたくない、医療や行政は、すべての人間をずっと生かし続ける責務があるといった漠然とした思慮不足と根は同じです。

それがいまのコロナ対策にすごく表れていると思うんです。

第4章

感染症の歴史に何を学ぶか

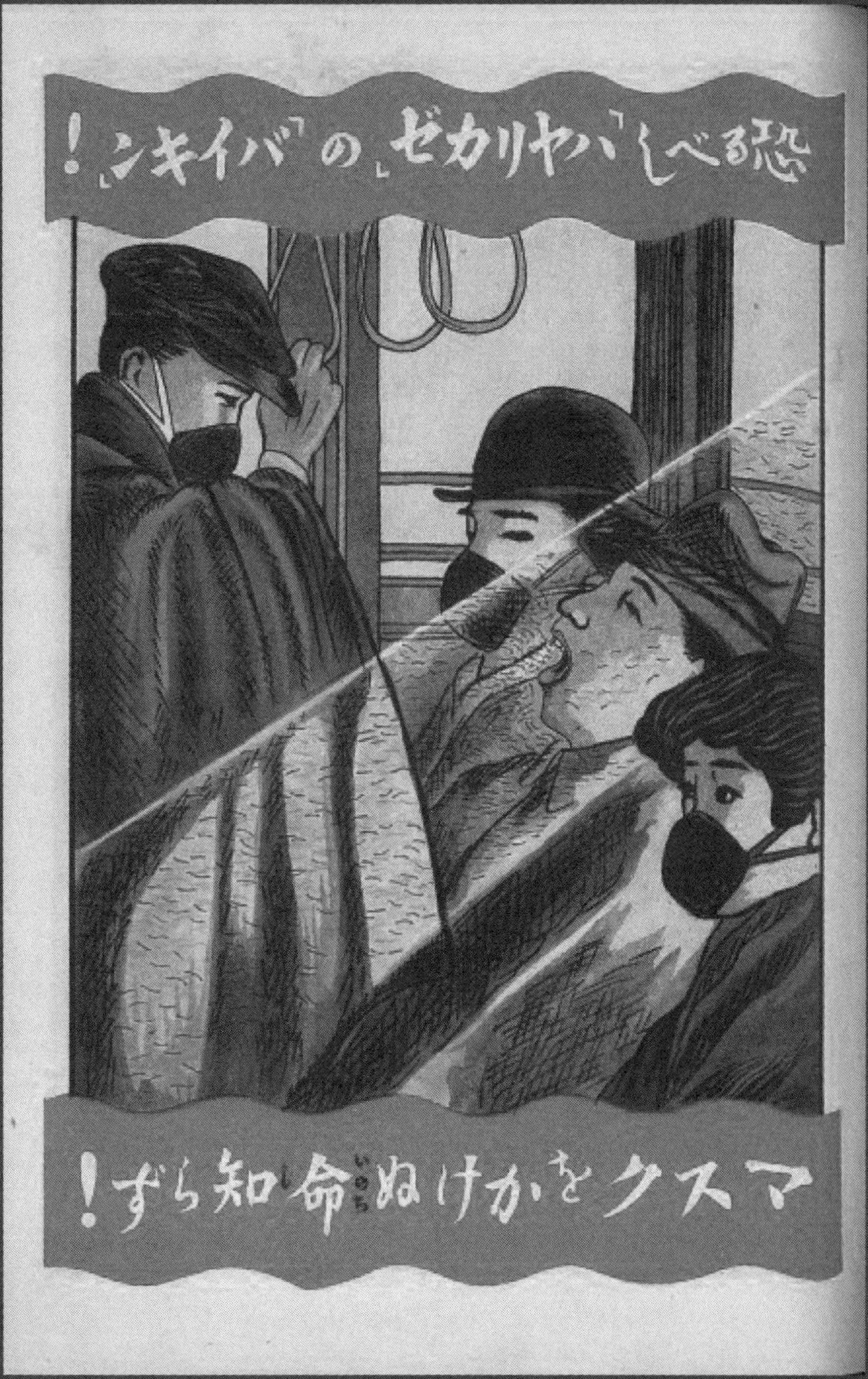

内務省衛生局編『流行性感冒』(1922年)より、啓蒙ポスター

忘れ去られたことが教訓

――一九一八年のスペイン・インフルエンザ、俗にいう「スペイン風邪」や一九七六年のアメリカでの新型インフルエンザワクチン事件など、感染症対策は歴史から学ぶべき教訓があります。

今回再び脚光を浴びていますが、あれほどの感染者、死者を出したスペイン・インフルエンザでも近代史のなかでは忘れ去られていました。人びとは感染症の歴史をいずれ忘れる、ということが教訓でしょうか。でも、中世のペストはずっと記憶されています。それだけ社会を震撼させたということでしょう。単なる臆測ですが、現在のコロナ禍は、スペイン・インフルエンザほど歴史から早く消えていかないような気がします。

ただ、スペイン・インフルエンザがどうして忘れ去られたかを勉強することは、今回の教訓を忘れないために大事なことだと思います。同時期に第一次世界大戦があったことが人びとの印象と記憶を薄めてしまった面がありますが、結局、インフルエンザだった、ということもあるでしょう。ペストのように感染した人がバタバタ死んでいったわけではありません。死亡率は高い時期もありましたが、流行の全般を見ると二～五％程度です。

だから、個々人のレベルでは、薬もなく致死率も高かった結核などに比べれば、それほど恐ろしい感染症ではなかったんです。当時は、ほかにもチフスやコレラなど、現在なら

死亡率が低くても死者の実数が大きいのがインフルエンザの怖いところ

死ぬことの少なくなった細菌感染症でも多くの人が日常的に身の回りで亡くなっていたということもあるでしょう。しかし、巨視的に見ると、ものすごい数の人が感染しているので、死亡率が低くても死者の実数は大変な数になります。そこがインフルエンザの怖いところです。

先の章で述べたクロスビーの名著『史上最悪のインフルエンザ』のほかにも、二〇〇五年に若年者向けに『インフルエンザ感染爆発』という翻訳本を出しました（二〇二〇年に『感染爆発』として復刊、金の星社）。百年前のスペイン・インフルエンザを一般の人にもわかりやすく解説した内容です。インフルエンザを現在のコロナに読み替えても参考になると思います。いずれも百年前の出来事を教えてくれる本で、いまの私たちにとっては非常に重要な教材です。

――当時の記録をまとめた内務省衛生局の『流行性感冒』が注目を集めました。あの時代の人たちはウイルスの存在自体知らなかったのですが、経験的にかなり適切な対処をしていたように思えます。マスクやうがいの励行などです。

『流行性感冒』を読むと、この感染症は飛沫感染だと書いてあります。外国の資料の引用ですが。感染の原因がおおよそわかれば、マスクをしましょう、うがいをしましょうということになります。そのほかにも、現在と同じく「3密を避けよ」ということが説かれています。

――マスクをせよ、人前で咳をするな、と言っていますね。当時、これは空気感染するのでは、という感覚もあったのでしょうか。

そうですね。何が何だかよくわからないけれども、古典的な感覚といいますか、悪い空気があって、人と人の間で飛沫のようなもので感染するということは見抜いているんですね。それがわかっていれば、喉に入ってきたものをうがいで流そうということになる。それは自然な感覚で正しかったと思います。

当時、ワクチンがたくさん作られました。ウイルスがまだ発見されておらず、細菌を想定していたので、インフルエンザそのものに対する効果はありませんでした。でも、なんとかこの感染症を克服したいと葛藤していました。そこでは、「この感染症の原因はこの細菌ではないか、いやいや細菌では説明がつかない」などの論争があったことも記されています。

細菌だとしてもどの菌を原因菌としてワクチンの材料にするのか。原因がウイルスだと知っている現在の私たちからは遅れていると見えるのですが、人びとを救いたいという懸命さは伝わってきます。その当時の人たちの悩みを想像することも大事ではないかと思いました。いまの私たちの悩みを逆に当時のほうに反射させていくと見えてくるものもあるのではないでしょうか。

すごいと思うのは、それこそよくわからない感染症で亡くなった人たちを当時の医師たちが解剖していたことです。病原体がわかっておらず、解剖中に運悪く遺体から感染して命を落とすかもしれない。それこそ「可能性」がありました。現在はウイルスがどういう

スペイン・インフルエンザ当時、命がけで解剖に取り組んだ医師たち

ものかわかっていて情報量も格段に増しているのに、病理医の人たちはなかなか解剖をしません。病理学会が感染の恐れがあるので解剖はしないと言っています。現代の病理医を批判しても仕方ないですけれど。だからこそ、昔の人たちはすごいなと思いました。解剖しなくちゃいかん、解剖してこの病気を知ろうというわけですよ。

病理医というのは、ある病気で亡くなった患者さんが、体内でどのようなことが起きていたのかを調べることを専門にする医師です。ご遺体を、ご遺族の了承の下、解剖し、種々の臓器を診て、その一部を切り出し、顕微鏡で特徴的な所見の有無を調べたりする。医学の進歩に重要な役割を果たす医師たちです。

――なぜそこまで感染を恐れるのでしょう。

病理のお医者さんが一人感染してしまったら、ほかにその役割を果たせる人もいないし、そこの病院の病理科が成り立たなくなるからです。その理由はわからなくもない。でも、百年前は防護具がないどころか、その概念もなかったのですが、医師たちは命がけの覚悟で解剖をしたに違いありません。世界中でこれだけの人が亡くなっているのに、病理の論文はまだほんの数えるほどしか出てないと思いますよ。

エイズの症例が初めて国内で出始めてきたころにも、病理医の人たちは解剖を拒否したのを鮮明に覚えています。病理医とはそういうものなのかなと思いました。いまコロナで解剖をしているのは法医学の人たちです。原因不明で亡くなっていた人を解剖して調べてみたらコロナに感染していたことがわかった、ということはあるようです。積極的にコロ

ナ患者の遺体を解剖しているわけではありませんが。法医解剖はやらなくちゃいけないんですね。

　ドイツは法医学会で解剖をやると決めています。コロナ感染者であろうがなかろうが。日本よりずっと多くの死者が出ている国ですが、法医学は社会正義を実現するための学問ですから。

　それでも海外でいくつか出ている病理学の論文を読めば、私たちはこの感染症の症状を知ることができます。単なる呼吸器感染じゃなくて、全身の血管がやられる可能性がある、脳までウイルスが侵入している可能性があるとか、この感染症について、いろんなことがわかってきます。ですから科学の進歩のためという使命感の面では、昔の人たちのやる気はすごかったような気がします。それは病原体を突き止めて評価を得たいという先陣争いであったかもしれませんが。

　私のようなウイルス屋としては、できるだけ多くのご遺体を剖検して、どんな病態で亡くなった人が多いのかを詳細に解析し、明らかにしてもらえるとありがたいのですが。「大部分はこういう症例だ」「こういう症状はまれなのでそれほど考慮しなくていい」とか、そういうことをきちんと出してほしいですね。

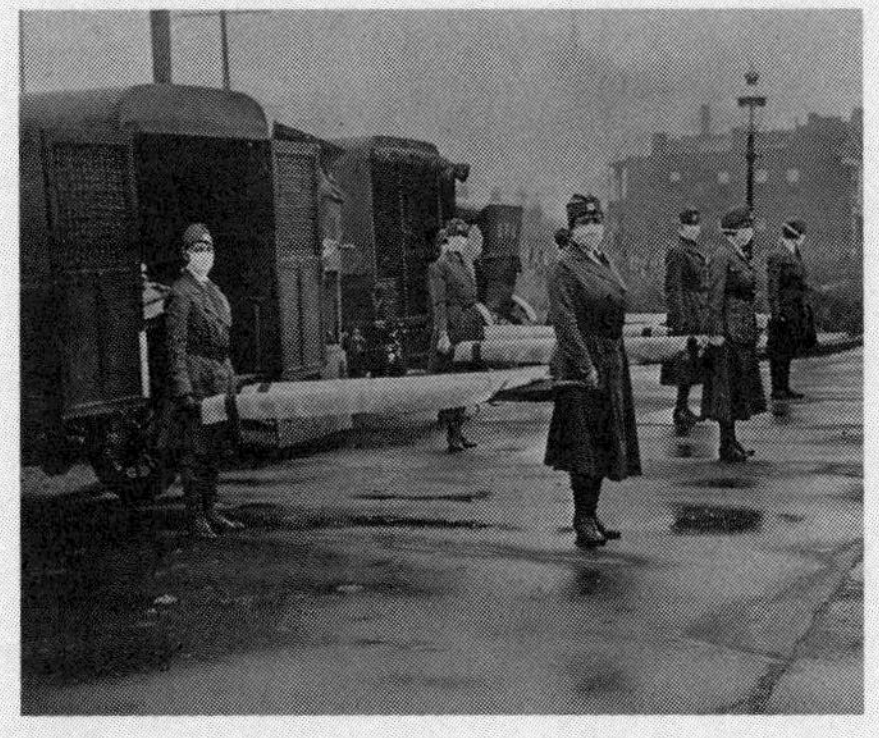

行動制限の効果

新型コロナ流行では発生地の中国・武漢に始まり、欧米各国でもロックダウン（都市封鎖）が行われた。人々の行動を制限し、接触機会を減らすことで感染を抑止しようというものだが、社会の様々な活動を停止する荒療治で弊害も多い。

ロックダウンのような行動制限については過去の「成功体験」がよく語られる。1918年のスペイン・インフルエンザ大流行で、被害の大きかったアメリカのフィラデルフィアは当初、行動制限措置をとらず、同年9月末から10月中旬にかけて感染爆発が起きた。人口10万人あたりの死者数は1万3000人以上に達した。

一方、セントルイスは流行初期から映画館、学校の閉鎖や集会の自粛呼びかけなどの行動制限を実施。爆発的な感染は起こらず、ピーク時の死亡率はフィラデルフィアの4分の1以下にとどまったとされている。

コロナ禍初期の2020年3月、政府が全国の小中高校の臨時休校を要請したのもこの故事が念頭にあったといわれている。ただ、行動制限の効果を過大視することには異論もある。

フィラデルフィアはアメリカ東部で流行が早く、セントルイスは中部で遅かったことも影響しているとの指摘もある。ウイルスの変異、地域の生活環境、流行時期など様々な要件があり、一律の対策で抑え込めると考えるのは早計だろう。

（写真 St. Louis Red Cross Motor Corps on duty Oct. 1918 Influenza epidemic. Library of Congress. https://lccn.loc.gov/2011661525）

ロックダウンは効果があるか？

――『流行性感冒』は驚くほどに海外の情報も掲載しています。マスク着用条例の制定や、学校の休校措置、映画館、劇場の閉鎖など、海外各国、各都市の感染対策が事細かに書かれています。日本の各道府県の対処に関する記述も詳細です。有効だった施策とそうでもなかったものがわかります。

各国、各都市で対策が一律ではないこともわかります。アメリカでは、社会的介入を早くやったセントルイスは比較的被害が少なくフィラデルフィアなど遅れた都市は甚大だったことが、社会的介入あるいはロックダウンを正当化するために引用されます。でも、それは見方によって違ってきます。データをもう少し広く比較すると、被害が少なかったのは単に偶然だったと見ることもできるんです。

セントルイスとフィラデルフィアの故事はなぜか二〇〇九年の新型インフルエンザ流行のときからいわれていて、今回も専門家会議から発信されメディアで盛んに紹介されていたのですが、待てよ、本当にそうなの？　と思いましたね。全米を眺めてみると、早期の対策介入と流行の被害の程度が必ずしもきれいに対応していないんです。『史上最悪のインフルエンザ』でも著者のクロスビーは、各都市で被害の濃淡があったのは感染防止施策のほかにも様々なファクターがあって、運も左右したと言っています。劇場や学校を閉鎖

全米を眺めてみると、早期の対策介入と流行の被害の程度とは必ずしもきれいに対応していない

したことがよかったなどと、一つのファクターで単純に判断するのは危険です。疫学でConfounderという概念があります。日本語では交絡因子と訳されます。注目しているファクター以外のファクターがまだいろいろあって、それが影響して結果を起こしている可能性をいいます。それをちゃんと解析しているのかが注目点です。疫学では多変量解析といいまして、その因子だけが効いているのかどうか調べる方法があるのですが、町単位や都市単位ではそういうことが成立しているのかよくわからない。

そういうものもあることに気を付けなければならないので、過去に成功したようだからといってロックダウンや学校閉鎖などをすると、場合によっては間違いのもとになりかねません。「それは本当にそうなのか」ということを誰かが言わなくてはいけないのですが、今回の政府の政策でいえば全国一律の長期学校閉鎖があります。その説明にフィラデルフィアとセントルイスが使われました。それに対しては誰も何も言わなかった。言えなかったという感じがします。

セントルイス、フィラデルフィアの二つの都市の比較だけでいいのかと思って調べてみたら、他の都市と比較してみると必ずしも同じような結論にはならないことがわかりました。どの施策が良かったのかと言われると困る場合があります。ファクターの組み合わせによって、結果が違ってくるんです。結果はともかく、専門家会議は、この点でひとつのことだけに目を奪われていたことになります。そして、テレビの〝専門家〟は、それをそのまま訳知り顔で解説していました。

ウイルスは消えず、くすぶり続ける

――この冬に来るかもしれない本当の大きな波、第二波が恐ろしいわけです。なぜ恐ろしいかといえば、スペイン・インフルエンザの歴史があるからです。スペイン・インフルエンザは『史上最悪のインフルエンザ』によれば、欧米では春先から夏にかけて第一波があり、秋から冬にかけて第二波がありました。第二波の死亡率は一波よりもかなり跳ね上がりました。感染症にこのような波があるメカニズムというのは何なのでしょうか。

スペイン・インフルエンザの場合、一波、二波、三波といっても、国によって時期がズレています。日本の波はアメリカよりも遅れてきている。日本では秋口から冬にかけて第一波、次の冬に第二波でした。でも、冬に死亡率が高いことは共通しています。やはり空気感染しやすいウイルスが直接肺に入りやすい環境だからでしょう。

二〇〇九年の新型インフルエンザでは、日本での流行が夏だった。夏の流行では感染者数は増えましたが、ほとんどは重症化に至りませんでした。当時、「なんだ、普通のインフルエンザとたいして変わらないな」という話をしていたくらいです。多くの人が感染すると、ある程度、集団免疫的なものができるので、流行はだんだんしぼんでいきます。しぼんでいくけれども、ウイルスが消えてなくなるわけではありません。残り火のようなものがあって、細々とくすぶり続けているんです。

冬になり、そのくすぶっていた残り火が再燃しました。その再燃した火の被害にあった

多くの人が感染するのは避けられないことを前提に、重症化した人をどう救っていくかが問題

のは、夏の流行で感染していなかった人たちです。夏にたくさんの人が感染していたため、冬に感染する人は少なくなりました。そのため冬の流行は夏よりも小さくなりました。その流行も消えてなくなることはなく、またその後もくすぶっていく。それが再燃すれば次のシーズンに流行したり、あるいは第三波と呼ばれるものになる。そういうふうに、感染していない人がいる限り流行は繰り返されますが、流行自体は徐々に小さくなっていきます。感染していない人の数が少なくなっていくわけですから。

けれども、それまで感染していなかった人（ウイルスにナイーブな人たち）の感染の場合、冬は夏と状況が違ってきます。冬の第二波は第一波よりも感染者数は少ないけれども、重症化しやすく、その結果亡くなる方も多くなります。二〇〇九年の場合を解析してみても、やはり冬の流行は夏の流行よりも重症化する人が増えていました。

現在のコロナを見ますと、夏の流行はまだまだ抑制的です。感染者は全人口のなかではほんの一握りです。一日に千人の感染者が出たと騒いでいますが、その十倍でも一万人です。一億人のなかの一万人が感染しても集団免疫にはならない。そうすると、ナイーブな集団が冬まで残るので、いったん収束しても冬になれば感染者数が爆発的に増える可能性は十分あります。これは残念ながら脅しではありません。当然予測できることです。

そうなった場合、一日の感染者が何人出た、とそのたびに騒ぐのではなく、多くの人が感染するのは避けられないことを前提に、重症化しかかった人、重症化した人をどうやって救っていくかに舵を切っていかないと大変なことになるかもしれません。毎日毎日、感

染者数に一喜一憂するのではなく、冬に備えた対策をちゃんと考えておかなければいけません。このままいくと冬は深刻な状況になる可能性が高いです。

そのためには、**まずは実際の感染様式をしっかりと理解して予防策を講じないといけません。冬に重症化しやすいのは空気感染だからです。手洗いばかりやっていても安心できません。**呼吸器ウイルスの学問領域では常識です。**夏は湿度が高くて飛沫の粒子が大きいため鼻先で止まって肺まではなかなか行かずに重症化しにくい。冬は屋内を暖房するので乾燥する。飛沫の粒子が小さくなって、吸い込むと肺の奥まで入りやすくなります。**そういうことは、ウイルスを研究している人たちの間ではもうずいぶん前からわかっていることです。

空気感染は実証されていないと言う人はまだいます。でも、そのような人たちでも何となく空気感染のようなものが起きていることは経験的にわかっているので、「マイクロ飛沫」というような言い替えをしている。空気感染ということを言いたくないんですね。そういうことではいつまでたっても本質的なことが見えてきません。本質を理解して対策を立てないと、意味のない労力を使うことになります。本質がわかっていれば根本的な対策を立てることができます。

まずは自分たちの病院で実践すべく、いろんな工夫を始めています。第二次世界大戦での帝国海軍の「雪風」という駆逐艦（何度も修羅場を経験しながら、艦長らのリーダーシップと乗員の団結で最後まで生き残った艦）の話はご存じですか？　どこの自治体も病院も

「うちは雪風になってみせる」といった気概でやってほしいです。自分のやれることは何でもやる。みながそう思って努力してほしいですね。

私自身のことを言えば、微力でも自分の持てるもので少しは貢献しようという気持ちで久しぶりにピペットや試験管を握って実験を繰り返しています。ウイルス屋はウイルスで結果を出す。若いころを思い出して実験を楽しんでいます。

もっともケアしなくてはならないのは、高齢者や介護施設

恐れ過ぎがもたらす犠牲

脱線した話をもとに戻しますと、もっともケアしなくてはならないのは、高齢者や介護施設だと思います。そういう現場の悩みはすごく大きいですね。デイケア施設など介護の現場では、濃厚接触者といわれただけで、その人たちは排除されるわけです。在宅介護であればヘルパーが来てくれなくなる。介護が必要な人たちは大変なことになります。

通常は人が寄り添ってケアしてくれるから成り立っています。それが濃厚接触者という一言、あるいはＰＣＲ検査で陽性の人が親族にいた、その人が一度訪ねてきたとか。そんなことで誰も近寄ってくれない、ケアしてくれない。そういう事態が実際に起きています。これはもう感染症だけの話じゃなくなっています。恐れが一人歩きしています。差別、もしくは人間の分断といいますか、これまでもそういうことが原因で亡くなった人がずいぶんいたのでは、と想像しています。

春の時点で超過死亡者数（例年の統計データから予測される死亡数を超える死亡者数）が増えたそうです。それを見て、隠れた感染者がたくさんいたんだ、という解釈をする人たちがいました。「PCR信者」は、PCR検査数が少ないから、捕捉できていない感染者がうようよいる、超過死亡者は隠れた感染者だ、と。

私は超過死亡があったとしたら、そのかなりの部分はむしろ「隠れた分断」の犠牲者かなと思っています。普段はケアされていた人がケアされなくなって、それで亡くなるケースがすごく多かったのではないか。だから、そういうケースをフォローして数値としてあげて、感染を恐れ過ぎてケアが必要な人の扱いをおろそかにしてはダメだと言わなくてはいけない。超過死亡がマクロなら、そういうミクロなところも見るべきだと思います。

クロスビーの本を読むと、スペイン・インフルエンザのときのアメリカでは、社会的弱者を救おうといろんな手だてを施していたことがわかります。地域でそういうリーダーシップをとる人がいました。もし、そういう活動がなければ死者はもっと増えていたとクロスビーは言っています。そういうことをやったところとやらなかったところで、死亡者数が格段に違っていたと。そういうことをボランティアでやるのがアメリカンスピリットだと。

翻っていまの日本はどうでしょうか。もし、これから大流行した場合、このままではそういう社会的弱者は見捨てられる方向に行くのではと懸念しています。だからこそ、「正しく」または「適切に」恐れましょう、というんです。濃厚接触者といっても、全員が患者ではありません。そういうことをちゃんと理解して、むやみに恐れない。これはすごく大事な話ですよ。

人間を殺さない方向へ変異する

——素朴な質問ですが、スペイン・インフルエンザでは大きな波が三つありましたが、一つの波が収束したのに、なぜまた次の波が来るんでしょうか。これは疫学的にはどう説明されているのでしょう。

先ほど説明したように、収束したといっても完全に消火されたのではなく、くすぶり続けているんです。まだ燃料(感染していない人)がたくさん残っていれば、条件次第で燃え上がります。春の初めに枯れ草を焼く野火を考えればいいわけです。野火は草が湿っていると、あまり大きな火にはならない。雨が降ると小さくなります。小さくなったとしてもまだ火はくすぶっている。火種は残っています。

火種が残っていたら、また乾燥して、草が枯れたときに、条件によっては大きく燃え上がります。それの繰り返しです。そのときにどれだけのものが残っているかなんです。夏の段階でもう焼けきってしまってあとは燃えるものがなくなるか、わずかでも火種が残るかです。

——燃え上がる条件というのは、まだ感染していない人がどれだけたくさんいるかということ

流行が収束したといっても完全に消火されたのではなく、くすぶり続けている

とですか。

そういうことですが、あくまでモデル的な話です。だから、絶対に再燃すると言うとそれは恐れ過ぎになってしまいます。必ずしもそうはならない場合もあります。歴史的に見たときに、ＳＡＲＳは大きな波は一つで収束しました。感染していない人はたくさん残っていたわけですから、二波、三波があってもおかしくなかった。

――そこが不思議ですね。

ＳＡＲＳは、感染のほとんどが病院内で止まっていましたから（四八頁参照）。市中感染まではいかなかったのがポイントかもしれません。ＭＥＲＳもそうです。市中感染のようにどこで誰にうつされたかわからない状態になっていたら、手が付けられなかったでしょう。いまのコロナ禍の当初、日本のクラスター班は頑張りましたが、市中感染が広がればクラスター班だけでは対処できなくなります。

歴史的に見ると、感染はそう簡単には食い止められません。ある程度広がり続けるのは覚悟しないといけません。緩やかな感染対策をとっているスウェーデンはそこを見切っているのでしょう。有効なワクチンや治療薬ができればある程度食い止められるかもしれませんが、「集団免疫」的にある程度の数の感染者の集団が形成されるまで、感染は広がる方向にエネルギーの拡散があるわけです。それを無理やり閉じ込めるのは、はっきり言って無理だと思います。

あとは「**テーミング**」と言って、**ウイルスが自然に人間に慣れてきて病原性を発揮しな**

歴史的に見ると、感染はそう簡単には食い止められず、ある程度広がり続ける覚悟が必要

くなるかですね。**ウイルス感染症は大体そんなものです。「変異するとすごく恐ろしい」という印象がありますが、歴史的に見るとその逆です。多くの感染症は初めて現れたときは危険ですが、病原体が人間に慣れてくるといいますか、変異の方向としては人間を殺さない方に向かっていきます。**人間を殺すようなウイルスばかり出てきたら、最後には人間はいなくなって、ウイルス自体も消滅するわけです。

「だから手加減するか」という意思がウイルスにあるわけではありませんが、全体的にはそういう流れになっていきます。人を殺さないウイルスが出てくるとたくさんの人に感染して免疫ができます。そうすると次に危険なウイルスが現れたときに、病原性の弱いウイルスで免疫を獲得した人は、そのウイルスにも抵抗できて生き残る可能性が高い。ウイルス側にしてみれば、強力なやつと弱力なやつが一緒に現れれば、弱力の方が最終的により多く人間に広がって生き残っていくというのは自然の成り行きです。

ウイルスがこの世界で陣地の取り合いをしていると考えてください。人間を次々殺していくものと、ある程度生かして仲間を増やしていく能力を持ったもの。この二つがあったとき、自分の仲間を増やせるウイルスが生き残るのは当たり前です。今回もおそらくそういう流れになっていくと思います。ただ、それにどれだけの時間がかかるかは神様しかわかりません。あっという間に人間に慣れてくれればありがたいですが、いつまでたっても慣れてくれないとひどいことになります。

立ち止まれるメカニズムを用意せよ

――一九七六年、アメリカで新型豚インフルエンザウイルスが見つかりました。一九一八年のスペイン・インフルエンザの再来を恐れた公衆衛生当局は、当時のフォード大統領に全国民二億人以上へのワクチン接種を進言しました。大統領が決断し、政府は史上最大のワクチン事業を実施したのですが、副作用もどきの紛れ込み事例（一六二頁参照）やギラン・バレー症候群などの副作用事案が頻発し、接種事業は中止となって、結局インフルエンザの大流行も起きなかった。この事件から学ぶ教訓は何でしょうか。

政策決定者と科学者＝専門家との関係はどうあるべきか。それと専門家は可能性の確率を語らねばならないということでしょうか。議論をしっかりするということも教訓ですね。決定された政策であっても途中でいったん立ち止まって、このまま進むべきか、ストップするべきかを判断できるメカニズムを用意しておくということもあります。日本のアベノマスクは散々批判されても一度も立ち止まりませんでした。日本は立ち止まるメカニズムが一つもない。いったん決めると立ち止まれない。これはかなり危ういことです。

一九七六年の事件は、大統領がワクチン接種にゴーサインを出したらあとは突っ走るだけで、「ちょっと待てよ」というメカニズムがなかった。それを言える人もいなかった。それをちゃんと言える人間を育成しよう、健全なる常識と懐疑を持とうということが大きな教訓です。

政策決定者と科学者＝専門家との関係はどうあるべきか。専門家は可能性の確率を語らねばならない

メディアなどが外野としてそういうことを言うことも必要です。でも政策決定の中枢にいる人たちは、外から言われて止めるのを嫌がりますね。やはり政府、政権の内部に健全なる常識、懐疑を持つ御意見番のような人がいて、「これで本当に大丈夫か。よく考えろ」と言ってくれることが重要でしょう。そういうメカニズムが内部にも外部にも必要です。残念ながら日本にはないですね。政府の専門家会議や分科会がありますが、そこでの意見を政権がどこまで採用しているのか、または無視しているのか。議事録が公表されないと、健全なる常識、懐疑のメカニズムが働いているのか、そういう意見が出ているのかがわかりません。最近公表された議事録も黒塗りで真っ黒でした。これでは何も検証できず、この次のために役立てられません。

ＣＤＣは、一九七六年の教訓をもとにどんどん能力を上げていって、世界のＣＤＣになりました。なのに、トランプ大統領によって政策決定の中枢から外されています。アメリカはかなり危ういです。何が怖いかというと、トランプ大統領が選挙目当てにワクチン製造を急がせていることです。感染対策の初動に失敗して批判されているので、ワクチンで起死回生の一発ホームランを狙っている。

そうなると安全性にまだ疑問があるワクチンが出てきたときでも、目をつぶってゴーとやりかねないわけです。そういうときストップをかけるのがＣＤＣの役目でした。ＣＤＣはそういうことをやる組織です。政権が暴走しようとしているときでも、それは危ないですよ、国民のためにはよくないですよと言えるはずの組織だったのですが、その力がいま

削がれてしまっています。

日本でも東京都知事が東京版ＣＤＣのようなものを作ると言っていますが、それを自分の思い通りに動くＣＤＣと思っているのなら違います。都知事が何を言おうが専門家組織の立場からの判断で独自に意見を言う、都民に対する説明をする。そういうことを許すのでなければ、本当のＣＤＣらしい組織とはいえません。作るならぜひそういうものを作ってほしいです。

確率と選択肢を提示せよ

――一九七六年の事件をフォード大統領の立場に立って考えてみたのですが、専門家に「大変な危機が迫っています。いま対処しなければ大惨事になります」と言われたときに、素人である政治家が「いや、あなたたちは大げさ過ぎる。常識的に考えてみて、そこまでやらなくてもいいのではないか」と言うことは非常に難しい。専門家の言う通りにするしかないような気がします。

まず、フォード大統領がワクチン事業を決断するまでの問題があります。ＣＤＣから新型インフルエンザ大流行の可能性が伝えられるまでの間、その確率が語られていなかったことです。当初、確率はかなり低いと見ていた人もいたのですが、伝言ゲームのように情報が伝わっていくうちに、大統領へ報告された時点ではほぼ確実に流行は起きるかのようになっていました。フォードは言いなりでした。

政権に直言できる組織、人材をどう育てていくかは、とても重要なこと

確率について何の説明もなく政策決断してしまうようなメカニズムはよくないという教訓です。そこを誰が説明するのかというときに、ＣＤＣなどの純粋な学問を背景に持つ専門家が行うのか、厚生官僚が担うのか。日本は厚生官僚といっても病原体の本当の専門家ではないです。それでは国立感染研がそれを直接やるかといえば、いまの状態ではやれないんですよ。官僚が感染研に相談してそれを参考に政治家に伝えるという、いわば伝言ゲームです。政治家が、感染研からの専門的な説明をそのまま理解できるかといえば、たぶん難しいので、仕方ないといえば仕方ないですが。

ですから、政権に直言できる組織、人材をどう育てていくかは、とても重要なことだと思います。一九七六年当時のフォード大統領には同情したくなることもあります。私たちはあの事件を反面教師とすべきです。フォードが悪かったという話ではありません。

――フォード大統領の立場に立ってみると、ワクチン事業を行わないという選択肢がなかったことが問題ですね。

そうです。ワクチン事業を決断するしかない状況に追い詰められていました。その決断をしなかった場合、あとで大流行が起きたらものすごい非難が来るわけです。だから、そこは為政者としての孤独な決断です。国のトップはそういう決断をしなければならないということです。

――仮にフォード大統領が報告を受けた時点で、大流行が起きる確率は一％、または一〇％ですよ、と言われた場合、ことによると「じゃあ、全国民のワクチン接種のような大げさな

ことは必要ないな」という判断ができたと思いますか？

確率を説明することも大事ですが、ワクチン事業を実施した場合と実施しなかった場合、それぞれどういうことが起きるか。両方を考えて判断できるような説明ができなかったんですね、あの当時は。国民全員にワクチン接種をしたら、これくらいの確率で副作用が出る可能性がありますよ、どちらのリスクをとりますか、とか。フォードに対して提示されたのは感染症のリスクだけでした。大流行はすごいリスクですが、そこで確率は一％と言われたとしても、そのほかに比べるものを一緒に提示されなければ、本当に適切な判断はできません。周囲ができるだけたくさんの可能性を提示できるかどうかなんですよ。

今回のコロナ禍に関して言えば、緊急事態宣言を出すと経済をはじめ社会にこんな副作用が出ますよ、ということを政策決定者である首相にちゃんと説明した人間がいたかどうかですね。「全国一斉に学校を休校します」と言ったときに、感染者がほとんど出ていない地域も一律にやればこんな問題が起きます、ということを提示しなくてはいけなかった。そういうことをしないで、なんだかポンポンと決まった感じがします。経済も含めて社会全体にどのような影響があるのか。もし、深く洞察して説明をする人を首相の周辺に誰も置いていなかったとしたら、人材活用の未熟さです。自信過剰というか、驕りの裏返しというか。自分の耳に心地よいことしか言わない人間しか近づけないとそういうことになります。

事前に国民に対して、ワクチン接種で起こりうるリスクについて十分説明をしておくこと

事前説明すべきワクチンの副作用

――疫学の問題ではなく政治の問題になると思いますが、流行が起きる確率が六対四です、というような微妙な境界で言われたときの決断も難しいですね。

六対四なんて言われたら流行が起こる方に賭けるしかないですね。起こる前提でワクチンの準備を進めて、その施策で生じる不都合を手当することが大事だと思います。ワクチン接種を国民全員に行うと感染症から救われる人がたくさんいる反面、ワクチンの副作用などで被害を受ける人も出てくる。「ワクチンができれば安心だ」と言うだけではなく、事前に国民に対して、ワクチン接種で起こりうるリスクについて十分説明をしておくこと。大事なのは、ワクチンの副作用ではないワクチン接種と偶然同じタイミングで起きる何らかの健康異常（これを「紛れ込み」ということがある）についても説明しておくことです。その上で、真の副作用の可能性ありと判定された人たちを救済するための準備をしておく。これが一九七六年の教訓です。

――一九七六年の事件は、アメリカだけではなく、世界の公衆衛生関係者が教訓としていると思います。難しいのは副作用の確率です。十万人に数人の率で副作用が出ただけでも大騒ぎになるでしょう。

副作用は十万人に一人ぐらいの割合で起きることが多いのですが、ワクチンの種類に

よってはもっと頻繁に起きる可能性もあります。そこを説明しておかなければなりません。特に原理的に新しいワクチンの場合には。その上、もし副作用事案が起きたときは、その報告が政府中枢に即座に上がってくるシステムが必要です。国民全体から見ればすごくいいワクチンで、副作用が何十万人に一例といっても、被害に遭った人にとっては一〇〇%です。だから、マス（大集団）を見る、個々を見るということを両方頭に入れておかなければなりません。

「副作用があった場合は補償します。治療法も誠実に考えます」ということを、事後ではなく事前に言っておくべきです。「このワクチンは副作用がありません」といって、接種を始めてから副作用が出たら大騒ぎになるでしょう。だから、ワクチンは副作用がゼロということはないとあらかじめ一般の人々、とくにマスコミを教育しておかなくてはいけません。どんなワクチンも副作用はあります。百万人に一人の確率でも、あなたがその一人になる可能性がありますよ、ということです。このリスクコミュニケーションは、起きてからではなく、起きる前にしておかなければなりません。マスの幸せのためにワクチン接種を促しつつ個々のリスクを説明しなければなりませんから、簡単ではありません。

一方で、先ほども述べましたがワクチンの副作用の問題には、いわゆる「紛れ込み」の問題があることも知らせておく必要があります。仮に全国民一億人に一日でワクチン接種をしたとします。そのなかには必ず次の日に死亡する人がいます。ワクチンが原因ではなく何か他の要因で。心筋梗塞などの病気かもしれません。そのときには因果関係は調べま

ワクチン開発と、健康被害と免責・賠償

ワクチン開発は、人間を対象にした段階に入ってから、国の認可を得るまでに、ボランティアの参加によって三相（フェーズ）の臨床試験を経る。

第一相試験は、少人数の健康人に接種して、有害事象を確認する安全性確認試験。

第二相試験は、数十人から数百人規模を対象にした、臨床での安全性と、免疫反応の性能を確認する試験。

第三相試験は、実際の流行地域において、数千から数万人を対象にして、安全性と性能を確認する臨床試験。

通常、この過程には数年を要し、候補となったワクチンのうち認可に至るのは少数である。

この過程を拙速に進めた例が、本書でも取り上げた1976年アメリカでの新型インフルエンザ危機におけるワクチン事業である。

当時、アメリカ政府は、新型インフルエンザの大流行を懸念して全国民約2億人のワクチン接種事業を実施した。この際、ワクチンメーカー4社は、その時点で予測できない健康被害（副作用）に対する法的責任（損害賠償責任）を免責するよう政府に求めた。背景にはポリオワクチンでの訴訟をかかえていたことと、莫大な賠償請求を恐れた損害保険業界の圧力があった。

私企業に対する国家の免責保証の是非について議論があったが、ワクチン開発を急ぐ政府による議会への働きかけもあり、賠償責任を免除する法案が製造物責任法として成立した。実際にワクチン接種後にギラン・バレー症候群などの健康被害が相次ぎ、多数の損害賠償訴訟が起こされた。厚生行政に対する国民の信頼は失墜し、あとには莫大な賠償だけが残された。

ワクチンは接種した人すべての健康被害をゼロにすることは通常難しい。ワクチンと健康被害の因果関係が不明確であっても、接種後に健康被害が生じれば関係が強く疑われることになる。

アメリカでの出来事以降、海外ではワクチン製造と免責は通例となっている。2009年の新型インフルエンザ流行で海外からワクチンを輸入した際、日本政府が賠償を肩代わりする特別措置法が整備された。今回の新型コロナワクチン輸入でも同様の措置が取られる見通しだ。

すが、必ずしもワクチンのせいだとは言えないという判断が下ることもありますよ、と。しかし、ワクチンが引き金となった可能性も否定できない場合は現実的にあるんです。因果関係をはっきりさせるのはかなりやっかいです。そして、その数が大きくなれば検討に当たる人たちのマンパワーの問題もあって、当然個々の症例の検討にかかる時間も長くなります。

そういう場合も含めワクチン接種による不都合は、国民全部を感染症から守るための犠牲であり、補償するとあらかじめ約束しておく必要があります。また、「このワクチンの効果は三〇%程度保証しますが、一〇〇%ではありません」というようなことも。それを誠実に言わないといけないでしょう。「このワクチンを受ければ感染しません、安心して受けてください」というような夢物語を語るべきではありません。

――一九七六年に、アメリカ国民が一斉にワクチン接種をしたとき、ある程度の確率で副作用が出ることは周知されていたのでしょうか。

周知されていませんでした。そこも彼らの大きな反省点のひとつになりました。副作用を予想して、すぐに情報が入るようなシステムをつくっておかなければなりません。当時、ワクチンを作る製薬会社にとっては莫大なもうけになる話ではなく、短い時限を設定した全国民のワクチン接種なんて前代未聞のことなので、どれほどリスクがあるのかもよくわかっていませんでした。それこそ大急ぎで作って臨床試験して、中途半端な結果に目をつぶって見切りで実施していました。

ワクチン接種による不都合は国民を感染症から守るための犠牲として補償する

今回のコロナに対するワクチンの治験は少しずつ慎重に行っていると思います。フェーズ1（少人数での安全性試験）、フェーズ2（数百人単位の中規模の臨床、安全性試験）、フェーズ3（数千―数万人の大規模臨床試験）という感じで。しかし、一九七六年当時はワクチン接種をやると決めてからかなり拙速に進めています。いきなりフェーズ3に相当するような臨床試験をやっていますが、結果は効果が複雑かつ製品によって副作用も違い、できれば再試験をやりたいところでしたが、接種を流行期に間に合わせるためのタイムリミットもあって、そのままつき進みました。

製薬会社はポリオワクチンで訴訟を抱えていたこともあって、そのままでは怖くて製品を出したくない。それを納得させるために免責の法律まで作りました。かなりすったもんだしてやったわけです。そうやってなんとかできたワクチンで、治験成績も中途半端。そのワクチンの副作用の確率を数字で出せと言われても出せるわけがない。そこにあまり重点が置かれていなかった感があります。

でも、それをあえてやると決断した政府は責任を持たなくてはなりません。副作用が起きる可能性を説明しなくてはいけない。そこを予測していなかったため、突然、疑似例（紛れ込み）も含めた副作用事案が発生して世の中が大騒ぎになった。

アメリカはそれを教訓にして、副作用情報を素早く集めるシステムを構築しました。日本もこれに倣い、副作用を疑うすべての事例がリアルタイムに政府に上がるようにはなっています。ただ、そのワクチンが効くかどうかはやってみないとわからないんです。それはどうしようもない。効かなかったからといって製薬会社に「金返せ」とは言えません。製薬会社だって、そんなことは保証できないし、それだったら売りません、という話になります。でも、ワクチンが本当に効いたのか調べるシステムを全国に張り巡らせておくなどの準備は絶対必要です。

実は日本でも一九七六年のアメリカのように大博打を打ったことがあります。ポリオ(小児まひ)ワクチンです。

――ポリオですか。

一九六一年に日本で大流行して、小児まひがたくさん出ていました。お母さんたちがムシロ旗を持って厚生省に押しかけて、「ワクチンよこせ」とやったわけです。当時は日本にワクチンメーカーがなく、輸出してくれる国はソ連しかなかった。一か八かでソ連の「赤い」生ワクチンを買ったわけです。治験も何もなしに日本に持ってきて、いきなり子供たちに接種しました。小児まひが続出していたので切羽詰まっていたんです。当時の厚生大臣が「責任を持つ」と決断して。結果オーライで小児まひは収束したのですが、いま考えるとすごく危ない橋を渡っていました。ソ連でうまくいっているという話を信用して。

もし、あれが変なワクチンだったら大変なことになっていました。私も当時は子供で甘い生ワクチンのシロップを舐めさせられた世代ですから、ひょっとしたら片足が動かなくなっていたかもしれません。厚生大臣が持つと言った責任がどういうものかわかりませんが、そこまで図太い人がいました。本人や当時の厚生省にしてみればひやひやものだったかもしれませんが。今回のコロナでも「俺が責任持つ」という人が出てくるのか。それは政治の世界の話ですけどね。

懸念されるワクチンの南北問題

――世界中で「ワクチンを急げ、急げ」の大合唱です。日本が慌てて外国製のワクチンを購入する動きは致し方ないと見ていますか。それとも危ういですか。

いまの国民の気持ちを考えたら買わざるを得ないでしょう。世界中でワクチンの争奪戦をやっていて、日本だけ買わないということはできません。怖がり過ぎとは別の話で、ワクチン以外に感染症から身を守る手段がないならば、「お金があるんだったら買ってください。借金してでも買ってください」ということになるでしょう。自分の家族のことを考えたら、一本百万円でも打ってもらいたい人はいるでしょう。

でも、ワクチンを買える国は一部であることも考えなくてはいけないと思います。一部のお金持ちの国が大金をはたいてワクチンを買って、自国民だけに接種したとき、お金のない国の人たちはそれをどう見るか。お金のない国でも上流階級だけは接種して、貧しい人たちには行き渡らないということもあり得ますね。COVID-19ワクチンを公平に分配するため、WHOなどがワクチンを国際的に共同購入する枠組み「COVAXファシリティー」を作って、各国に参加を呼びかけています。二〇二〇年九月下旬までに百五十カ国以上が参加を決めていますが、米国や中国、ロシアは加わっていません。公平性の内容と、それをどう担保するかも課題です。

たとえば日本で一億回分のワクチンを購入するなら、同数だけ途上国に出す義務を課すとか。そういうシステムを考えていかないと、世界に不公平感が充満するのではないかと案じています。ワクチンの南北問題です。お金持ちの国だけがワクチンを買い占めたら、今後何十年も恨まれますよ。禍根を残すと思います。まあ、ワクチンに関してはそういうことまで考えておくべきかな、と思います。

反面教師となる記録を残せ

――西村さんは常々、過去の歴史から学ぶ教訓としては記録を残すことだと言われていますね。スペイン・インフルエンザで日本は内務省衛生局が『流行性感冒』という記録書を残しました。アメリカは一九七六年のワクチン事件を保健教育福祉省が学者に依頼して検証報告書を作りました。現在のコロナ禍は終わったわけではありませんが、どのような形で記録を残すべきでしょうか。

まずいろんな局面があるわけです。行政の内部で、ある政策がどのように立案、実行されていったか。そういう記録が一つ。あるいは純粋なサイエンスとしての記録もあります。「新型コロナはこういう感染症だった」という記録です。『流行性感冒』には国内の動きだけではなく、海外の各国の対策、市民の対応なども網羅されています。流行の様相がどの

政府が記録編纂のための委員会を設置して、コロナ禍について記録収集をしてもらいたい。なぜ差別や分断が起きているのか

ようなものだったかがわかります。

コロナ禍についても、政府が記録編纂のための委員会を設置して、百科全書的に記録収集をしてもらいたいですね。あとは先にもお話ししたような、社会で起きたおかしな事象、現象を記録するべきだと思います。感染者や医療従事者への差別的行為や特定の業種の人たちへの誹謗中傷。この社会の分断の様相ですね。スペイン・インフルエンザのときも同じようなことがあったかもしれませんが、『流行性感冒』ではそこの部分は詳しく書かれていません。

今回のコロナ禍ではそういうことはもうわかっているわけです。世の中の弱者に対する思いやりなどは、百年前よりも現在の人々の方が深く認識していると思います。人権という面での成熟といいますか。それなのになぜ差別や分断が起きているのか。それらの記録を残しておけば、将来の反面教師として、この時代の人たちはこんなおかしなことをしていたという話が伝わるわけです。そのためにも記録を残すことは重要です。テレビやネットで連日こんなことを取り上げていたとか、そういうことも記録すべきです。ネット情報を拾い上げていくのは大変なことだと思いますが。

――それを百年前に内務省がまとめたように政府に期待できるでしょうか。

政府はやるべきですよ。政府以外でもそれぞれの立場で記録を作るべきですね。地方自治体、学者、メディアなどがね。とくにメディアはコロナによって社会にどんな現象が起きたか記録してほしいと思います。

――統計数字は政府や行政が正確なものをまとめてほしいですね。

それは当然です。残したくない記録もあるかもしれませんが、なぜあのような決断になったのか検証できる記録は後の時代の人たちのためになるんです。一九七六年の豚インフルエンザ事件に関してアメリカが残した報告書は、ハーバード大学の二人の政治学者が数多くの当事者にインタビューしてまとめ上げました。同じように今回のコロナ禍のキーパーソンにインタビューして記録を作ってほしいと思います。そういうことをメディアにも期待しています。

それは時間を経ないと難しいかもしれません。戦争の当事者の話も、戦争が終わった直後は話す人が少なかったでしょう。戦後何十年もたって、「もう話してもいいか」と語り始める人が多かったのではないですか。ただ、それは当人が受けた心の傷の大きさゆえのものでしょう。それと比べたら、話さないことで何を守ろうとしているのか、ということになります。そう簡単にはいかないかもしれませんが、政権中枢の話はぜひ頑張って書き残してほしいですね。

――西村さんは復刻された内務省衛生局『流行性感冒』(平凡社東洋文庫)の解説を書かれていますが、あの時代にこれだけの記録を残したことはたいしたものだと評価されています。『流行性感冒』からいま学ぶことはありますか。

まあ、あの当時だから褒められるので、現在もあの程度の記録でいいと考えるなら、決して褒められませんね。スペイン・インフルエンザについては『流行性感冒』で見えてこないものもあるわけです。軍内での感染に関する記録はまったく書かれていません。また、ワクチン接種に関しても、いろんなワクチンのなかからどのように接種者が使うワクチンを選定したのか。ワクチンの副作用のことも詳しいことはあまり書かれていません。医療行為というものに疎かった当時としては、仕方なかったのかもしれませんが。

東洋文庫版では載せられなかったのですが、外国の対策の記録を見ると、現在のコロナ禍で行われている3密回避やマスク着用、あるいは感染経路別対策などはほとんど同じで、百年後と変わっていないことがわかります。百年で進歩したといっても、こうした新しい感染症への対策の基本は変わっていないと改めて思います。私たちは思い上がることなく謙虚であるべきだということが学べます。でもやはり、あのような記録書を作ろうと考えたこと自体はすごいことですよ。それは現在の私たちも見習わなければならないし、『流行性感冒』から退化するようでは、現代日本人の恥です。

百年で進歩したといっても新しい感染症への対策の基本は変わっていない

百年前とさほど変わらない人間の反応

──現在の私たちは『流行性感冒』のような記録を作れるかどうか。昨今の公文書廃棄問題を見ていると危ういなと思います。

現代はあらゆるものが細分化していますから、記録収集は百年前と比較にならない手間がかかるかもしれません。でも、『流行性感冒』と同じレベルのものは作れるでしょう。

でも、同じレベルであってはいけません。記録を残すという面で百年間何も進歩していないことになりますから。というか、残さなかったらそれ以下です。何度も言いますが、コロナで亡くなった人のご遺体の取り扱いや葬儀での過剰な対応は本当に腹立たしく思います。『流行性感冒』の時代もそのような事例はあったようですが、日本全体がそんなふうではなかった。では、なぜいまはそんなことになっているのか。そこの解析もぜひ残してほしい。

極端な恐れ過ぎの風潮は百年前以上かもしれません。むしろ雑多な情報が簡単に手に入りやすいことによるのかもしれませんが、とにかくそれは記録に残しておくべきです。犯人捜しのようなことになるかもしれませんが、「正しく恐れろ」といいながら、正しく恐れていない事例も素直に書きのこした方がいいですね。後世へのいましめであり、財産ですよ。

——ある民放の報道番組では、パソコンでリモート・インタビューをする際もマスクをしていました。

噴飯ものですね。国民にマスクをしろと教え諭しているのなら、思い上がりです。そのために様々な弊害が出ているわけです。そういうことも記録に残す必要があります。「こんなことをやっていました」と。一九一八年のスペイン・インフルエンザの記録を見ていて笑ってしまったのは、野球をしている人たちが皆マスクをした写真です。キャッチャーもバッターも。「何だこれ」と思いました。今回のコロナでも日本人は同じようなことを

一つ一つを理屈で考えていけば過剰に恐れる心配はない

していいるんですよ。**ほとんど観客のいない外野スタンドでも、マスクをつけている観客がたくさんいました。**入場の条件にされているのかも、と思いましたが。

知識のレベルは百年前より格段に上がっているのに、人間の反応はさほど変わっていないのではないでしょうか。百年前は飛沫の動きなどを解析することは不可能でしたが、現在はできます。それだけではなく、その解析にたとえば一回の咳で感染者が出すウイルス量のようなウイルス学的な知見を加えて考えれば、どのあたりにどれだけのリスクがあるのか、おのずとわかるはずです。

それなのに定量的に見ずに定性的に見る情報が、テレビで一方的に流されています。飛沫はこんな感じでわーっと飛んでいます、大変だ、と。レーザー光を当てて飛沫を可視化することができるのは、科学の進歩です。そこでやめておけばいいのに、その飛沫すべてにウイルスが含まれているような誤解を与える構成になっています。飛沫が飛んでいるというだけでリスクだと言うから、見ている人は震えあがってしまうわけですよ。

すべての飛沫のなかにウイルスがいるわけがない。飛沫のごくわずかな部分に含まれているだけなので、ちょっとでも風が吹けば流れていきますよ。ウイルスを吸う確率はかなり低い。ただし、密閉された狭い空間の場合は空気がそこに滞留しますからリスクはあります。そういう説明をすればいいのです。

一つ一つを理屈で考えていけば過剰に恐れる心配はないんです。映像によるミスリーディングは飛沫に関するものだけではありません。蛍光塗料でウイルスが拡散する様子を可視化した実験を放送しているテレビ局がありますが、これもとんでもない誤解を与えています。あんなに大量のウイルスが拡散するわけがない。あの映像を根拠として、スーパーのお総菜のパックをアルコールで拭くようテレビで言い出す〝専門家〟がいて、それを見聞きして過剰反応が生まれるんです。この際、こういうことを反面教師の資料として解説付きで記録していくべきかもしれません。

第5章　パンデミックと生きるために

――医療を守り、生活を取り戻す――

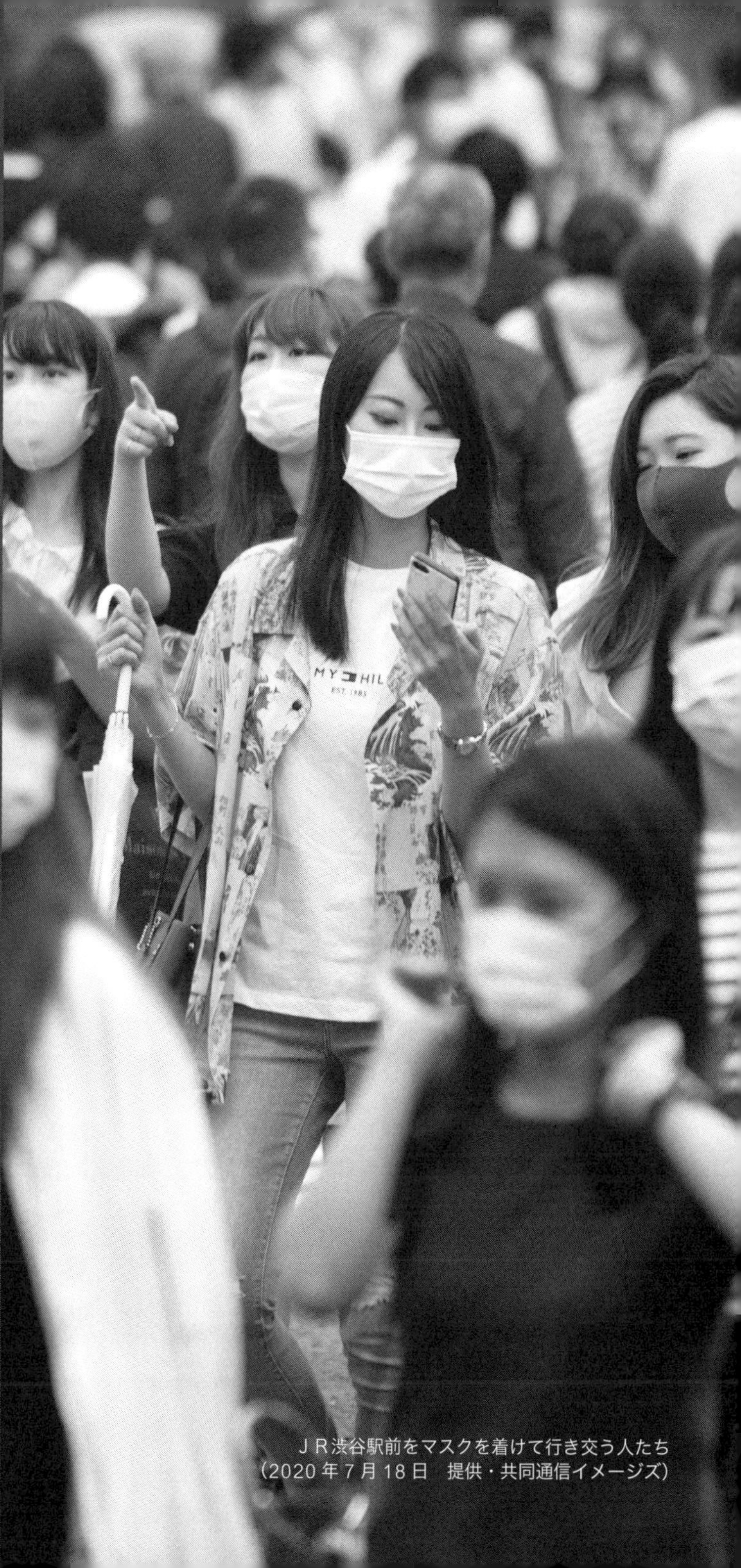

ＪＲ渋谷駅前をマスクを着けて行き交う人たち
（2020年7月18日　提供・共同通信イメージズ）

「空気感染」を認めない対策には大穴がある

——新型コロナウイルスについては、まだわからないことがたくさんあり、これまでの政府の対応、専門家の意見も素人目には迷走しているようにも見えます。今後、公衆衛生上の対策として備えておくべきことは何でしょう。

繰り返しになりますが、まずは「空気感染」を認めることでしょう。私も署名に加わりましたが、世界の専門家約二百四十人が空気感染（Airborne transmission）を認めるようWHOにあてて書簡を発表しました。でも、日本ではまだ空気感染を認めたくない人がかなりいます。これまでのように手洗いだけに執着してはいけないと思います。空気感染を定義の曖昧な学問的コンセンサスのない「マイクロ飛沫」という言葉でごまかすのではなく、空気感染だと認めましょう。そこをはっきりさせないと、感染対策としては大きな穴を抱えたままになります。

空気感染を認めると、これまで以上に感染対策が難しくなるのは確かです。しかし、難しいからといって、変に忖度して空気感染という言葉を避けるのはおかしい。それではまるで裸の王様ですよ。一般人も医療者も、感覚的には空気感染だとわかっている。それなのに空気感染と言わないのは、目に見えているものを否定する裸の王様ではないでしょうか。素直な子供の心ではないですが、あるものをあると認めるのが本当の対策のスタート

「空中浮遊する飛沫による飛沫感染」も「飛沫核感染」もエアロゾル感染であり空気感染

だと思います。

ここで空気感染を説明します。複雑な話ですがしばしお付き合いください。**空気感染は、空気が病原体を運んで、それを吸うことによる病原体の体内侵入での感染をいいます。**病原体は裸で空気中に漂っているわけではありません。**「飛沫」あるいはそれが徐々に乾燥しきった「飛沫核」のなかにあって、空気の流れに乗っているのです。病原体の「乗り物」を中心に感染を考えれば、「飛沫感染」、「飛沫核感染」となります。**

「**エアロゾル**」という言葉がありますね。**これは空気で運ばれる粒子のすべてを言います。**よって、**空気中に浮く飛沫も飛沫核もエアロゾルです。空気に乗ったエアロゾルに含まれる病原体による感染がエアロゾル感染であり、エアロゾルを運ぶ空気を中心に考えれば、エアロゾルによる空気感染といえます。空中浮遊する飛沫による飛沫感染も飛沫核感染もエアロゾル感染であり空気感染です。**

話を複雑にしているのが飛沫の定義、考え方です。教科書的には飛沫と飛沫核は粒子径5㎛（千分の五ミリメートル）で線引きがなされ、飛沫は5㎛以上で落下するものとされています。たとえば咳やくしゃみで出される飛沫は2メートル以内の地面に落下するとされている。でも実際はそうではありません。5㎛で落下するというのは無風状態を想定した理論値であり、実生活環境ではほとんどありえません。風が吹くなど空気に動きがあれば5㎛以上でも落下せずに漂っていられます。漂いながら乾燥して小さくなっていき、最終的に飛沫核になるのです。その間のプロセスは境目のないアナログの世界です。

そういった意味で、飛沫の一部は落下し、一部は空気中に漂う、と言えるのです。その漂っている湿った飛沫と乾いた飛沫核を合わせてエアロゾルというのです。だから空中浮遊する飛沫による飛沫感染、飛沫核感染はエアロゾル感染であり、それは空気感染なのです。

空気感染には距離や時間、感染を受ける人数などの定義はありません。人の口から出た病原体を含むエアロゾルが、近距離で接触までの時間が短いほど感染のリスクは高くなります。逆に遠く離れれば離れるほど、時間がたてばたつほど、病原体を運ぶエアロゾルは希釈され、感染リスクは低くなる。また、感染する人数は排出される病原体の量で決まります。少なければ、いくら近距離でも感染する人はいません。空気感染は主に麻疹、水痘、結核で起こるとされていますが、インフルエンザやコロナでも条件次第ではありえるのです。

空気感染は接触感染や落下するような飛沫感染よりもさらに対策が難しくて、一般の恐怖感を増幅する懸念もあります。だからといって、それを避けたいためにあえて空気感染といわないとしたら、それは違うと思います。そこは**事実をきちんと知ることが大前提で、その上で怖がり過ぎず、どのようにすれば制御できるか。それを一つ一つ考えていくことが大事**だと思っています。

——WHOが当初からなかなか空気感染を認めなかったのは、対策が非常に難しくなるからでしょうか。

空気感染だけは、対策が面倒だということで見て見ぬふりをしていたWHO

おそらくそうでしょう。ずっと「エビデンスがない」と言っていました。空気中のウイルスを吸って感染したという直接的証拠がない、と。しかし、これは他の感染様式でも同じことです。接触感染も「ドアノブにウイルスが付着している」「手を触れると感染する」と言っていますが、直接的証拠はないんです。ペンキ塗りたてのように日常生活のあらゆる場所にウイルスはいません。だから条件は同じなのですが、空気感染だけは、対策が面倒だということで見て見ぬふりをしていたと思います。

でも、そこは覚悟を決めるしかありません。**空気感染への理解が広まれば、「フェイスシールドは空気中に漂っている粒子の侵入を止められず、むしろ吸い寄せてしまうので役に立ちません」と説明できます。**丈の長いフェイスシールドはある程度効果があるかもしれませんが、短いものはかえって危ない。院内感染を防ぐためにいくら手洗いをしても空気感染対策ができてなければ穴だらけですよ、と。私は「耳なし芳一の耳さがし」状態と呼んでいますが、空気感染のイメージを持てない人はいつまでも接触感染にこだわり続け、パソコンのキーボードなど枝葉末節なところに感染の可能性をこじつけたり、防護用のディスポの帽子《キャップ》を脱ぐとき、ウイルスが手についたために感染したなどと、的をはずした推測で戦々恐々としている。空気感染を考慮せずにこういうことに神経を使うのは、まるで耳だけにお経を書き忘れた「芳一さん」が羹《あつもの》にこりて膾《なます》を吹いているようなものです。

行き過ぎたPCR検査は、社会の分断を招く

あとはやはりPCR検査の話です。相も変わらず過激な評論家と一部のマスコミが「PCRをどんどんやれ」とあおり続けています。経済を回すためにPCR検査を国民全員に実施するよう主張している経済学者もいます。とにかくPCRで感染者を見つけて隔離して、感染していない人たちで経済を活性化しましょう、と。私は間違っていると思います。PCR検査の限界も様々な不都合も知らない人、あるいはもしも知っていて言っているとすれば人権軽視に近い立場からの意見です。

じゃあ、これからどうしていくべきかといえば、とにかく「感染した人を重症化させない」ということに尽きます。そのための医療システム対策が大事だと思っています。でも、PCR信者の人たちは感染者を見つけ出せるだけ見つけ出して、症状があってもなくてもどこかに隔離して社会から排除しようという考え方ですね。隔離政策で経済は回ると考えているのでしょうけれど、それは違うと思います。

症状のない感染者までどんどん見つけ出して隔離していくと際限がなくなります。感染がどんどん広がっていけば、症状がなくてもPCR検査で陽性の人が大量に出てくるでしょう。そのなかには偽陽性もたくさん含まれます。ウイルスを大量に持っている人を隔離するのはいいですよ。でも、症状がなくてウイルスをほんの少ししか持っておらず、他

の人に感染させる恐れもほとんどない人まで、まとめて隔離することになります。

隔離施設のために莫大な費用が必要になります。また、隔離されれば現状では他人への感染能力の有無にかかわらず長期間働くことができなくなります。家族も白い目で見られるかもしれない。社会に相当の分断が生じるのではないでしょうか。感染者の子供も濃厚接触者とされて学校に行けなくなる。それだけでなく、高齢者の親がいたら、やはり濃厚接触者とされ、訪問介護の人が来てくれなくなります。デイケア施設にも連れて行けない。そんなことを考えたら逆にＰＣＲ検査を受けようとする人がいなくなる可能性があります。

少し考えればそういう事態が予想できるのに、ＰＣＲが万能の解決策のように言うのは大間違いだと思っています。でも、経済界としてはまとまってそういう方向に動かそうとしているんですかね。「それは何か違うのではないか」と食い止めないといけない。ＰＣＲ検査をやたらにやれと言うけれども、その一歩先が見えていないのではないか、と。おそらくＰＣＲ信者の人たちは自分が隔離されたときのことを考えていないんです。ＰＣＲ検査で、本当は陽性でないのにたまたま何かの理由で陽性判定されるかもしれないのに、そうなったときの不都合を想像すらしていない。自分がそうなることを考えたら、「無症状も含めてすべてを隔離して社会から切り離せ」などと言えるでしょうか。

――確かにそうですね。自分が隔離されると思うとぞっとします。

そうなれば家族はどうなるでしょう。職場は？　冷静に考えたら、のべつまくなしにＰＣＲ検査などやってられないじゃないですか。今後、また大きな流行が始まれば、

「感染した人を重症化させない」ための医療システム対策が大事。PCRが万能の解決策のように言うのは大間違い

ＰＣＲ検査をやればやるほど陽性が出てきます。無症状の、あるいは低症状の人も多く含まれる。その人たちをすべて隔離などできるわけがない。その思い違いはいまから正しておかなければならないと思います。そういう嫌な状況に引きずり込もうという動きがあります。陽性と陰性の人との分断や差別が始まって、社会的弱者にしわ寄せが行く。そういう破滅の道に向かってはいけません。

救いは重症化率がさほど高くないこと

――西村さんは訳書の『史上最悪のインフルエンザ』のあとがきで、インフルエンザの封じ込めは不可能であり、蔓延する前提で被害を少なくする方向で考えなければならないとお書きになっています。これはコロナにも当てはまりますか。

当てはまります。この種の感染症は流行が一度大きくなったらあとは止めようがないんです。ゼロリスクなんて無理です。単なる個人的願望を言わせてもらえば、皆さんと同じで感染は今年限りで終わってほしいですよ。しかし、何年も続く可能性の方が高いと思います。どれだけ感染が続くか、本当は終わってみないとわかりませんが。感染症について人類はずいぶん知っているように思われるかもしれませんが、実は知らないことがたくさんありますから。

過去の事例などを参照して考えると、**コロナ禍と呼ばれる状態はおそらく二、三年は続**

ここまで広がる病気になってしまったら ワクチンや薬でなくすことはできない

くと考えられます。ワクチンや何かの治療法が確立されるまで。しかし、ワクチンや薬ができても、それでこの病気をなくすことはできません。インフルエンザを考えればわかります。ここまで広がるような病気になってしまったからには。

ＳＡＲＳは恐れていたほど世界に広がりませんでした。ＭＥＲＳもそうでした。それと比べて今回の新型コロナは全世界に広がってしまいました。ここまで拡散したら、たぶん人類がすべて免疫を持つまで感染は続くのではないかと思います。インフルエンザのように免疫があっても二度と感染しないという保証はありません。ある程度免疫がある人でも感染する場合があります。そういう意味では、これはちょっと大変な事態にはなっていると思います。

脅し過ぎはよくありませんね。救いはあります。感染した人がすべて重症化しているわけではないことです。重症化率はそれほど高くない。欧米でかなりの被害が出たとはいっても、エボラウイルス病ほど重症化、死亡率が高い病気ではありません。インフルエンザよりやや高いといった感じです。高齢者が感染すると非常に危うくはありますが。これはまさにインフルエンザの特徴と同じです。そういう病気になりつつあります。おそらくこれからインフルエンザのようになっていくのだろうと想像しています。

そうなったら差別なんかしてられませんよ。インフルエンザでそんなことはないでしょう。でも、人びとの心がそこに至るまでは結構時間がかかるかもしれません。つまり普通の感染症と同じだという認識になるまでには、ある程度の時間が必要ではないかと思います。でも、社会としてできるだけ早くそこに至る努力が必要です。

人類が感染症を人為的に封じ込めたという歴史はほとんどありません。天然痘はワクチンで撲滅しましたが、それがほぼ唯一の例です。現在ポリオが次のターゲットとして根絶にかなり近いところまで来ていますが、これとてここ数年足踏み状態です。コロナに対してもそういうすごいことができればいいのですが、**天然痘のワクチンと違ってコロナのワクチンにそんなに絶大な効果は期待できないと思います。**だから、天然痘のようになくしてしまうことはできない。**天然痘をワクチンで根絶できたのは、感染症として撲滅の戦略が立てやすいユニークな性質を持っていたからです。**

まあ、自然の摂理は人知ではわからないところもありますから、気が付けば消えてしまったということもありうるかもしれません。そういうことを願っていますけれど、それを期待しているだけではいけません。やはり対策は考えていかないと。

——現状はなかなかそういう考えに至っていませんね。政府も行政も私たち国民も、やはり封じ込めてほしいという願望が強い。

私だって封じ込めてほしいですよ。それを願わない人はいないでしょう。

「封じ込めは不可能」を前提に

——しかし、政策を決定する立場の人は、封じ込めはできない前提で考えないといけませんね。

封じ込めるというのはゼロリスクと同じだから、それは大変です。ありとあらゆる手段を尽くして感染をほぼゼロにするというのは一つの考え方ですが、それはこれまでわかってきたこの感染症の性質から判断して、あまりに無理が大きい。社会にいろんな副作用が出てくると思います。

一人感染者が出ただけで休校していたら、学校教育が成立しない。すべてオンラインで授業をやるのか

たとえば学校をどうするかはすごく大事なことです。子供たちの教育をどうするか。一人感染者が出ただけで休校していたら、学校教育が成立しないでしょう。すべてオンラインで授業をやるのか、ということになる。

やはり、この感染症の蔓延は避けられないという前提で、学校で一人、二人感染者が出ても構わず授業を続けるという考え方に切り替えないと。極端な話、季節性のインフルエンザに準じた休校の判断基準にするというような。文科省や地域の教育委員会などの判断もありますが、保護者の考え方も切り替えてもらわないといけません。

一人でも感染者が出て、「うちの子供が感染したら困る」とそのクラスの閉鎖や休校を要求するようになれば、早晩学校自体が成り立たなくなるのは目に見えています。子供は感染してもほとんど重症化しないという事実を冷静に受け止めてほしいですね。懸念があるとすれば、学校で感染した子供がウイルスを家に持ち帰って、同居している高齢者に感染させることです。その対策は学校ではなく、各家庭の対策として別立てで考えないといけません。

家庭内の感染対策ですが、接触感染対策の手洗いばかりではなく、空気感染の可能性を

認めて、それへの対策を立てていかなければなりません。それには感染者とは部屋を別にすることなどが必要ですが、日本の住宅事情では難しい面もあります。そういう家庭については行政などが何らかの支援をするメカニズムを作ってあげることだと思うんです。十把ひとからげにすべての学校を自動的に休校にすればいいということではないと思います。

ネットなどでは怪しげな情報があふれていて、それにすぐ飛び付く人もいます。不安を利用した詐欺的商法もあるでしょう。情報の良し悪しは一般の人にはなかなか判断できない場合があります。そのためには**きちんとした専門家の知見をもとに、Q&Aのような解説情報を提供してあげることも考えていい**と思いますね。そういうものは政府の委員会がやるのか、国民生活センターがやるのかはわかりませんけれども。**アメリカではCDCとかFDA（食品医薬品局）の役割**ですかね。たとえば、せっけんの泡が本当にコロナウイルスを殺すのか。そういう実験を自前でやって、あるいは信頼できる情報を得て国民に教えてくれます。**そんな仕組みが日本にはありません。**アメリカが出した情報をそのまま拝借してくるのも一つの手ですが、アメリカが日本の知りたいことをいつも実験してくれるとは限りません。やはり**私たち自身がそういう情報を国民に提示するシステムが必要です。**

大阪府知事がヨードのうがい液の効果を発表して、その発表のやり方がよくなかったので批判されましたが、前に述べたように私もヨードうがい液の効果については以前から注目していました。医療現場ではある程度の効果が確認されています。発表の形はいささか勇み足でしたが、ヨードうがい液の効果については冷静に評価してもよいと思います。しっ

有効とされるものと有効の範囲を、客観的に国民に伝える仕組みが必要。専門家を集めた開かれた議論が不可欠

かりと評価するシステムを作らなくてはいけません。まがいものを蹴飛ばすメカニズムだけではなく、有効とされるものと有効の範囲を、客観的に国民に伝える仕組みが必要です。そのためには、やはり開かれた議論が不可欠で、専門家を集めて議論していくメカニズムを構築していかなければなりません。議論を情報公開しながら。そこに利益相反する人物をいれてはいけません。そういう形で議論を聞いていけば、国民はちゃんとしたものを選択すると思います。

――そこにメディアも関わってくると思います。今後メディアはどういう役割を果たすべきでしょうか。

メディアは肩書で人を選ぶ傾向があります。肩書しか見ない、肩書だけで信用してしまうというのは日本人の病理かもしれません。日本人だけではなく、中国人もよく肩書でだまされるようですけれど。日本には「○○教授」などという肩書は山ほどあって、石を投げればそんな肩書を持った人にぶつかるかもしれませんよ(笑)。何とか学会の理事だとか、何とか大学の教授とか。そこだけ見てホイホイと連れてきて話をさせるメディアの罪は大きいと思います。

冬に備えて――地域医療を守れ

――冬に起きるかもしれない大きな波にどう対処すればいいか、詳しくお聞きしたいのですが。

とにかく怖がり過ぎないことをまず考えなくてはいけません。空気感染するというと怖いかもしれませんが、まず怖がり過ぎないことを心がけてほしいですね。それでいて、ある程度は怖がることも当然必要です。この夏増えたのは軽症患者だけで、自粛疲れもあってこの病気を軽く見がちですが、冬もそうとは限りません。「怖がり過ぎない」ということと「怖がる」という二律背反なセンスをいつも頭のなかに置いていていただきたい。そして、事あるごとに自問するのです。自分は今どちらに傾いているのか。

具体的なことを言うと、**大事なことは地域医療を守ることです。地域の病院で院内感染が起きて病院が閉鎖になれば、別の助かる命が助からなくなる恐れがあります。**交通事故で重傷患者が運ばれてきたのに治療してくれる人がいない、などという事態は避けなければいけません。医療関係者がＰＣＲ検査で陽性になって、職場の同僚がすべて二週間の自宅待機になり、病院に誰も働ける人がいないなどというのは、とんでもない話でしょう。冬は脳卒中も多くなります。脳卒中で倒れて運ばれたら、ふだんなら十人いる脳外科医が三人しかいなくて、順番を待つうちに亡くなってしまった。そんなことが起き得るわけですよ。**コロナ禍で地域医療をどうやって守るかということを真剣に考えないと、大変なことになります。**

そのために何をすべきか。まず、病院に行くときは、マスクや体温測定など決められたルールを守って、嘘をつかないことです。熱があるのにないと偽ったり、マスク拒否したりする人もいます。そこから院内感染が広がる可能性もあります。マスクを拒否する人に対

病院に行くときは、マスクや体温測定など決められたルールを守り、嘘をつかないこと。そこから院内感染が広がる可能性がある

しては診療拒否することも考える医療機関が出てきても不思議ありません。**皆さんの命を守るのは医療機関なのだから、それを守るためには協力する心構えを持ってほしいです。**

クレーマーといわれる人たちも問題です。モンスターペイシェント、モンスターファミリーという話も聞きます。理由はいろいろかもしれませんが、何かと怒鳴りまくる。医療従事者に敬意を払わない人たちがいると聞きます。でも、そういう人たちも患者さんですから、冷静に対応しなくてはいけません。その手の人たちが無理な要求をすることも医療現場を疲弊させる一つの原因になります。本来、そういうところにエネルギーを使いたくないのですが。

医療従事者も人間ですから、忙しくて細かい面に行き届かないところもあるでしょう。それが気に入らないからといって、文句ばかりつけているのはどうかと思いますよ。**いざというときに助けてくれるのは医療従事者ですから。院内感染で医療従事者がPCR検査で陽性になったからといって、その家族まで差別されたという話も聞きますし、医療従事者そのものを毛嫌いする人さえいるようですね**。あそこの病院関係者は入店お断りとか、その子供たちは保育園に来ないでくれ、とか。そういうことでは自分たちの地域の医療を守れないし、それは私たち自身が守られないことにつながります。

もちろん、医療従事者に感謝してくれる人たちもたくさんいます。ボランティアで弁当などを届けてくれたりして、それはその贈られるものというより気持ちとしてすごくありがたい。反面、心ない仕打ちはごく少数の人によるものですが、たとえ間接的であっても、

そういう行為が医療関係者の心を折り医療を疲弊させるということをもっと考えてほしいですね。一方で内部的には、患者が増えてくれば、コロナ患者と直接かかわる職員とそうでない職員がいれば、後者による前者に対する言葉に出ない差別も生まれてくる可能性があります。そこは病院としてうまく乗り切る具体的方策を、今のうちから考えておく必要があります。

冬に大きな波、本当の第二波が起きたときに考えなくてはならないのは、やはり社会的弱者が危ういということです。この春に超過死亡が増えた時期があったと思いますが、おそらく社会的弱者が影響を受けたためだと思います。冬はもっと多くの人たちが犠牲になるかもしれません。感染対策とともに社会的弱者を守る体制をきちんと整えておくべきです。

デイケアセンターで一人陽性が出てしまうと施設そのものがクローズです。お年寄りの行き場がなくなるわけです。そうするとその人たちの健康もおかしくなる。認知症が進んだりして。そういう弊害が生じます。そういう被害を軽減する方法を考えておかなければなりません。

また一つ問題になるのは、福祉施設内で何人もの患者が出た場合にどうするかということです。感染者のすべてを病院に移送してこられてもとても全員をケアできません。また、たとえば認知症の方が感染者となったときに、病院に入院させても院内を徘徊されたら困るわけです。そうなると一人の患者に対する人的対応が生半可ではなくなり、医療機関に

冬に大きな波が起きたとき、感染対策とともに社会的弱者を守る体制を行政はきちんと整えておくべき

としては受け入れたくない。そんなことだって起きるわけです。そういう具体的問題が突き付けられているんです。

当事者は考えていると思いますが、行政もそうなったときどうするかを考えるべきです。公的なシミュレーションがなされる必要があると思います。「病院には連れてこないでください」と言うことができるのか。もしそうなったら、各々自分たちの施設で最後まで面倒見てくださいということになるのか。それとも、まとめてどこかでケアするようなシステムを作るのか。いまのうちに考えておかなければならないでしょう。

――冬ならではの厳しい条件があります。冬は誰しも病気になりやすい季節です。インフルエンザも流行するかもしれないし、高齢者は風邪を引きやすくなります。ただでさえ病院に人が押し寄せる時期にコロナ感染の大きな波が来たら惨憺たる状況になるかもしれません。

各地の拠点病院だけではなく、地域で開業なさっておられる先生方もうまく関与していただければいいのですが。地域の医師会は高齢のお医者さんが多くて、コロナには関与したくないという医師も多いかもしれません。でも、なんとか地域医療の負担を分担してもらいたいですね。お年寄りの先生一人のような医院で、どうしてもできないという場合は仕方ありません。そういうお医者さんたちはまた別の貢献をしてもらえばいい。そういった役割分担のシステム作りです。

外来クリニックを新設するという考えもあります。換気などの感染対策が整った施設に患者を集めて診る。そこでちゃんと診てくれることが大事になるわけです。それができな

ければ、皆病院に行ってしまいますから。病院の外来が混雑して、そこにコロナの感染者がいた場合、院内感染を起こす恐れがあります。その混雑を解消する方策を地域の医療全体で考えていかなければなりません。

地域の医療機関で働く人たちのインセンティブも必要です。防護服などの装備も供給しなくてはいけません。感染対策がおろそかでは働けません。高齢のお医者さんはリスクがありますから。地域の開業医の先生方などの貢献を引き出すための知恵を出す必要があります。いまのうちにシステムを作っておかなければならないのですが、それどころじゃないこともありましてね。日々の感染者対応に追われて、先のことがなかなか考えられない状況が続いているようです。そこが怖いと思います。地域の保健所や自治体の衛生部門はこれから先のことをちゃんと考えなくてはいけません。

ＰＣＲ検査もそうです。いまからなんの制限もなくやっていけばどうなるか。「このままだと資材が足りなくなる」という声がときどき耳に入ってきます。たとえば「ＰＣＲのＲＮＡ抽出のキットの在庫はどのぐらい？」と聞くと、「新たなキットは一カ月待ち」というんです。これでは冬場のいざとなったときにとても対応できない。私も「とにかく非常用の数は絶やさないように」と常に確保を指示していますし、毎日検査数と在庫数とのにらめっこです。

マスコミは「ＰＣＲ検査数が他国と比べて極端に少ない」と批判し続けていて、国民も「そうだ、そうだ」と思っているでしょう。でも、他の国並みにいつでもどこでもやり始めたら資材が足りなくなることについては何も言わないですね。そういうことを忘れているのか知らないのか。ＰＣＲ検査をやると何かがわかるように、何か良いことがあるように思っているのでしょうか。ＰＣＲの限界というものを全然知らないＰＣＲ信者というか「妄信者」たちが「ＰＣＲ、ＰＣＲ」と念仏を唱えていますが、危ういですね。私は「この冬はどうするんだろう」という恐怖があります。

マスク類に関する誤った考え方

——危険な冬に備えて、私たち個々人も医療に頼るだけではなくて、自前で防衛することも大切だと思います。冬だからこそやっておいた方がいいことはありますか。

症状のいかんにかかわらず、皆がマスクをしていれば感染は周りに広がらない、という意味では、すごく重要

マスクについて言えば、マスクはどういう効果があってするのかを理解していることが大事です。症状を出している患者や不顕性、いわゆる無症状の感染者の一部が感染を広めているということがわかっています。症状がある人はもちろんのこと、症状が思い当たらない人も含め、皆がマスクをしていれば感染は周りに広がらない、という意味では、すごく重要です。

一方、ウイルスをうつされるのが怖いからマスクをするというのであれば、それなりのマスクのつけ方を考えましょうということです。そうなると、マスクを効果的に使用するにはどうすればいいかを学ばねばなりません。たとえばサージカルマスクはぴたっと

フィットした形で、鼻のところや頬のところに隙間を作らないようにしなければ何の意味もないのです。いざというときには、手でマスクを押さえても良いくらいです。

そういうときに「マスクを手で触っちゃいけない」などと変なことを言う人がいます。マスクの表面にウイルスが付着しているからだと。実は至近距離で咳を浴びるなど、よほどのことがない限りウイルスは付着していないし、もし付着していても一向にかまわないんです。手で触れたって問題ない。その後に手を洗えばいいだけの話です。マスクを手で触れてはダメだというのはミスリードです。

フェイスシールドの話をもう一度しますが、とくに丈が短くてあごからちょっと下までの長さしかないものがありますね。あれを装着して安全だと思うのは大間違いで、かえってマスクをしなくなる、あるいはマスクの付け方がルーズになるので危険です。

たとえば面と向かった相手の咳のエアロゾルは、咳の気流とともにシールドの下端で渦を巻いて、シールドの中に入ってきます。それに含まれるウイルスによる感染のリスクは相当なものになります。少なくとも一般の人たちは、フェイスシールドはやめた方がいい。一方で、自分が人に感染させないようにする配慮であればマスク一つで十分です。

——マスクで顔を隠したくない人がしているんですね。特にテレビの出演者が。それで皆が真似をしている。

あれは何の防御にもなっていないのですけどね。空気感染を止められません。目を防御するという人がいますが、目からの感染なんて聞いたことがない。目から感染して重症に

フェイスシールドはやめた方がいい。マウスシールドはマスクがわりにならない

なった人はいません。発症した人が結膜炎になるのはあるようですが。テレビの影響は罪深いですね。スーパー、百貨店の店員、ホテルの従業員、学校の先生までがフェイスシールドでしょう。標準装備のようになってしまっています。

ほかにマウスシールドと呼ばれているものもありますね。マスクのように口の前だけにある透明なプラスチックシールド。あれは、もともとは料理人が話すときに自分の唾が料理にかかるのを防ぐためのものです。落下するような大きな飛沫は止められるかもしれませんが、そもそもそれは感染に関係ないし、エアロゾルを考えれば、防御にせよ周りに広げない目的にせよ、とてもマスクがわりにはなりません。

――大臣のなかにもマウスシールドをしている人をお見かけしますが。

少しでも理屈で考えられる人なら、誰が見たっておかしいと思うことなのに、「それ、違いますよ。恥ずかしいからやめてください」と言ってあげる人がいないのでしょうか。大臣の周りにはそういうことが言えるまともな人材がいないと公言しているようなものです。厚生労働省の誰かが「あんなもの役に立ちませんよ」と言ってあげられるといいんですけどね。

――冬の対策の話に戻りますが、寒い地域は換気が難しくなりますね。

暖房はしなければならないので確かに難しい。「室内ではマスクをしてください」と言うしかないですね。新しい病院施設はエネルギー効率ばかり考えて造られているので、換気のない部屋がやたらに多くてすごく密ですよ。換気扇に向かってサーキュレーターで風

を流すとか、そういう工夫をしていくしかないかもしれません。廊下側のドアを開けっぱなしにするとか。女子更衣室は難しいかもしれないけれど、男子更衣室なら開けっぱなしでもいいかもしれません。

私は『みちのくウイルス塾』という勉強会をやっています。この夏、六十人ほど集めて行ったのですが、「換気対策の手本を見せる」と言って、部屋の窓を開けて風の動きを計算しながらサーキュレーターを動かしました。東京方面を含む県外から結構な人数が来ていましたが、感染者は出ていません。

PCRの結果の解釈と定量的な見方の必要性

東京は全国でも突出して感染者が出ていますが、単純にPCR検査の結果を見ただけでは、感染者が他人に対して感染させるリスクがどれだけあるかわかりません。出すウイルスの量がすごく少ない人もいるはずです。陰性か陽性か、シロクロしかわからないPCR検査だとそうなってしまいます。

大勢の人の検体を一気に短時間で検査できるPCRのシステムがあります。ウイルスの遺伝子RNAの抽出のプロセスまで自動的に組みこまれていて、その操作をしなくてもできる。しかし、そういう方法では定量的な結果が得られない。陰性か陽性かのシロクロしか判定できません。そうすると、ぎりぎりシロに近くても全部クロと判定してしまう。人

多くの検体を一気に短時間で検査できるPCRのシステムでは、定量的な結果が得られない

に感染させる可能性がほとんどない人まで入院もしくは隔離措置になってしまいます。そういう不都合が生じるわけです。

――海外はそういう方法で検査している国が多いのでしょうか。

どうでしょうか。従来のやり方ですとウイルスの数がおおよそわかります。検体に何個のウイルスがいるか。ＲＮＡ抽出作業で回収される産物の単位容積当たり何百万個もウイルスが検出される人もいれば、二十～三十個の人もいます。二十～三十個程度の人は、その検体のなかに生きているウイルスがいないこと、その人が他人に感染させるリスクがほとんどないことがわかっています。そういう人は入院などせず、ホテルでしばらく過ごしてもらうだけで十分です。大量の検体を自動的に検査するシステムではシロクロしかわからず、不必要な人まで入院させて医療の逼迫を招くことになります。

従来のＰＣＲ検査システムでは一度に多くの検体を処理することはできず手間がかかりましたが、きめ細かい判定ができました。そういう検査はちゃんとした技能を持った技師が行う必要がありました。そのため一度に処理できる検体の数も限られるし時間もかかります。その一方で、ＰＣＲ検査数が少ないという批判がすごいので、大量に検査するために新たな計測の方法が出てきたわけです。政府は検査できる機関をどんどん認可していって、一気に何万人も検査できるとしています。でも、そうした検査の内容はといえば、以前のようにきめ細やかなものではないのです。感度自体も一〇分の一程度に落ちるものもあります。

だから、ほとんどシロなのに微妙なクロ、物理的な判定はクロでも感染性という観点でシロという「感染性診断上の偽陽性」がたくさんあると思いますよ。それでもいいというなら仕方ないですが。ＰＣＲ検査は採用するシステムによっては感度、特異度をいろいろ変えることができ、それらを介して陽性あるいは陰性の結果が出る率をさじ加減できる。そういうからくりも知らないで、「ＰＣＲ、ＰＣＲ」と言う素人がいます。彼らの言うＰＣＲ検査は経済を回すためのお墨付き、「やりました」というアリバイづくりなのでしょうね。本当はお墨付きにもならないのに。

それは、私たちが考える医療のためのＰＣＲとは違います。こういうことをやっていけば、人びとの間に壁を作るだけだと思うんです。あなたは陰性だから壁のこっち側、陽性の人は壁の向こう側へ行ってください、というように。そうするとＰＣＲ検査から逃げる人たちが出てきます。本当に危ない人が野放しになる。また「ＰＣＲ教」の悪口になってしまいましたが。

――感染対策と経済対策。ブレーキとアクセルの問題に簡単に答えは出ないと思いますが、歴史上の参考事例はあるでしょうか。

ないですね。今回の新型コロナ感染症の歴史的特殊性はそこです。過去にここまで経済を止めたことはありません。ある意味、後世のためには重要な参照事例になります。あとはメディアです。これだけ大量の情報が世界中を駆け回ったことはこれまでありませんでした。

ブレーキとアクセルの問題は本当に難しい。これに正解はないでしょう。正解を求めて右往左往するということが正しいんでしょうね。右往左往のなかで非難されることもあるでしょう。アクセルもブレーキも、どちらを踏んだとしても非難はされます。英雄のように感謝されることはありませんよ。為政者はそれを覚悟して政策を決断する。それが歴史から学ぶことかもしれません。

社会の心のダメージを癒す

――今回のパンデミックは、人の体だけではなく心にも大きなダメージを与えています。公衆衛生の領域を超えた質問かもしれませんが、このダメージを軽くするために、私たちはどういう意識を持てばいいとお考えですか。

私も鬱になりつつありますよ。だんだん気が滅入ってきて。そういう人はかなり多いと思います。心のダメージを私に聞かれても困ってしまいますが、あえて言いますと、正解かどうかわかりませんが、「こんなものだ」と思うしかない気がします。私たちの政府もこんなものだし、専門家もこんなものだと。まあ人生ってこんなもんか、と。こんなこと言っちゃダメかな。私よりも心理カウンセラーに聞いた方がいいですよ(笑)。

これじゃあ答になりませんね。あきらめろ、なんて。でも気の持ちようは大事です。私は以前から、対策にはメリハリが大事と言ってます。いつも緊張ばかりしているのではなく手を抜けるところは手を抜いて、リラックスしなさい、天気のいい日は外に出て、マスクなしで新鮮な空気をいっぱい吸って遊んで、次に来る緊張のときに備えましょうって。
あとは社会を考えることにはならないとは思いますが、個人的には、とにかくこんな出来事は人類の歴史の上でそうそう起きることではない。私たちはいま、後世の人たちから注目されるステージに立っている、社会実験の渦中にある。そう思って自分たちもいまの世の中のあり方を興味を持って見る、という冷めた姿勢もいいかもしれない、と思うこともあります。

――そうですね。

一人一人の心のダメージだけではなく、社会の心のダメージが大きいとは思っています。コロナ差別だの自粛警察だの、社会が病んでいると思うことも多いでしょう。一見、社会のためにやっているようにも見えたり、やっている本人もそう思っているかもしれませんが、高齢者など社会的弱者に対する思いやりもなくなってきている感じがします。実は中身はわが身だけがかわいい、自己中心主義が跋扈しているだけかもしれません。
そうであってはならないと必死に頑張っている人たちもいますが、そういう人たちもだんだん疲弊しています。医療従事者、福祉関連施設の職員やエッセンシャルワーカーといわれるような人たちです。その頑張りに応えるような社会であってほしいのですが、皆忙しすぎて自分の仕事で精一杯という感じです。ここをなんとかしなければいけません。彼らはいますごく疲弊していると思いますよ。保健所や役所の担当部署の人たちは批判ばか

社会の心のダメージを癒す仕組みも考えないといけない

りされて、「もう投げ出したい」と思っているかもしれません。彼らに休む時間をつくってあげなければなりません。

そういう人たちがどこかで発散する場があればいいのですが、カラオケに行くわけにもいかないし。夜の飲酒も自粛してくださいということですから、お酒で発散もできません。すごくストレスがたまっている人が多いのではないかと思います。カウンセラーが何とかしてあげてください、ということしか言えない。社会の心のダメージを癒す仕組みも考えないといけませんね。

——とにかく感染が収束することが最大の癒しだとは思います。予測は難しいですが、この感染はどのぐらい続くと見ていますか。

難しいですよ。先ほど言ったように、願望は年内の収束ですが、そうはいかないだろうということです。とにかく過ぎてみなければわからない話です。「これは何年何か月続きます」と言って気が楽になるのなら、嘘でも「あと一年で終わりです」と言いますが、科学を生業とする人間としてそんなことは言えませんからね。私自身、三年続くと断言することもできません。だから、終わってみないとわからないとしか言えないんです。そういうもやもやとした状態で動いていくしかないだろうなという気はしています。たとえ終わらなくとも状況に慣れて、この病気に対する身構え方を少しずつゆるやかにしていくような方向にいけばいいですね。

流行は何年も続く

――これだけの規模のパンデミックは百年前のスペイン・インフルエンザしかありません。あのときは大きな流行は三年間波状的に続きました。その前例を考えてしまいます。そうすると、「少なくとも三年は続くのか」と不安になります。

百年前の史上最悪だったインフルエンザの大流行は三年ということになっていますが、その後も同型のインフルエンザはなくなっていません。延々と何年間も続いたんですよ。ただ、大流行のような波の形で続いたかというとまた違う話です。当時の第三波のあとも第四波、第五波といえる波があったはずです。ただ、季節性のインフルエンザになっただけです。

二〇〇九年の新型インフルエンザも第一波があって、第二波が小さかった。それで終わったわけじゃなくて、次の年からもその流行が続いています。そういうものです。ウイルス感染症の性質を考えると、今回もそれに近いものになるのではないかと想像しています。ただ、反証となる事例もあります。ＳＡＲＳとＭＥＲＳは一つの波で終わりました。一波で終わった要因は重症化し過ぎるために早く収束したと説明できます。あれが軽症のウイルスであったら、同じように全世界に蔓延したかもしれません。今回のウイルスのように重症化率が低くて簡単に感染が広がる性質なら、あそこで止まらなかったでしょう。その意味で今回は長引く可能性はあります。
だから、私たちはしばらくこのウイルスと一緒に暮らしていかなければならないんです。その何年間のうちに私も感染するかもしれません。運が悪ければ命を落とすかもしれない。そのくらいのことは覚悟しています。ワクチンも完璧に感染を抑えられるかどうかわかりません。血中の感染症はワクチンで抑えられることが多いのですが、呼吸器系の感染症はなかなかそれが難しいんです。インフルエンザの例を見てもそんな簡単な話ではありません。よくウイルスの抗原性が違うと以前に感染していても再感染すると言いますが、ウイルスとワクチンの抗原性がぴったり合っていても感染する人はいます。暴露したウイルス量によっては。

血中の感染症は、ワクチンで抑えられることが多いが、呼吸器系の感染症はそれが難しい

――希望のある話も聞きたいのですが、ウイルスと共生するために、こういう社会のあり方に変えていけばもう少し楽になるというようなことはありますか。

皆、感染拡大を恐れていますが、流行性の感染症は、感染が広がるほど重症化率は落ちていくのがふつうです。そこはある程度確信的に言ってもいいかもしれません。ウイルスが変異すれば強毒化すると心配する人もいますが、感染症の歴史を振り返ると、当初は強毒でも長期的に見れば感染が広まっていくうちに毒性が失われていくものです。歴史的にはそういう流れになります。一筋の希望ではありますが、何年でそうなるかはわかりません。新型コロナも夏は春に比べて重症者が少ないでしょう。私は、この本の中で「冬は怖い」と何度も言ってきましたが、それが私の見立て違いで、もしも仮に冬もこのままであっ

てくれたなら怖さは半減します。どれだけ期待できるかは別として、期待するならそこですね。矛盾するようですが。

あとは、ある程度効く薬ができて、感染の初期に飲めば症状は軽くて済むとか、さらには、重症化の兆候を早めに捉えて対処すれば確実に重症化が抑えられるといった医療の進歩です。これは着々と進んでいると思います。一方、**治療薬ではないですが、ヨード剤のうがい薬は効きます。予防はともかくとして、少なくとも口やのどのウイルスを肺まで侵入させないための使い方はできます。アメリカのデータを見ると、三十秒うがいをすると口やのどのウイルスが消えたということです。私たちの試験管内実験では十秒でも効果が見られました。ヨードは強力ですよ。**

人間らしい生活を取り戻そう

――コロナ禍を生き抜くために「新しい生活様式」が提唱されていますが、私たちはコロナ前の生活には戻れないとお考えですか。

考え方はいろいろあると思いますが、戻れる、戻れないというよりも、戻れるようにしたい、戻すべきだと私は思います。人間らしい生活を取り戻すべきですよ。「新しい生活様式」というものの一部には、いままで私たちの知っている人間らしい生活をやめるに等しいことが書かれてあります。箸の上げ下げまで指示されるような、余計なお世話だと言いたいようなことが。

私はそこまでの必要はないと思っています。とにかく元に戻すべきだと思いますね。学校の卒業式で歌ってはいけないなどということは明らかにおかしいでしょう。人間は歌っちゃいけないの？　肩組んで歩いちゃいけないの？　と思いますね。たとえいましばらくはそれが好ましいということであったとしても、それを「新しい様式」として今後ずっと私たちの生活に根付かせよ、などという示し方は思い上がりもはなはだしいのではないでしょうか。エボラウイルス病でアフリカの流行地住民に「死者のとむらいのやり方を変えなさい」と指導したのと、同じレベルにされたらたまりません。

——ソーシャルディスタンシングや「向かい合って食事はしない」とか、そういうことを続ける必要はないということですね。

現状は続ける必要があるのかもしれませんが、最終的にはそういう生活はなくしていく必要があると思います。皆のコンセンサスができればいいんです。普通の感染症、インフルエンザ程度のものだと受け止められるようになればいいんです。インフルエンザで「新しい生活様式」のようなことはしていないでしょう。これまでの日常を取り戻すことをしていかなくてはいけません。

ソーシャルディスタンシングなど感染管理に関わることは、一時的にはやらざるを得ないかもしれませんが、この先、社会的弱者を守るシステムは元に戻していくべきです。人間らしい部分を元に戻していかないとこの社会はどうなっていくのかすごく心配です。感染を防ぐための新生活様式は必要だと思いますが、それは一時的なものであるべきです。テレビはこれからもアクリル板の衝立を出演者の間に置いて放送を続けるのか。レストランでもアクリル板で囲まれなければならないのか。店員はフェイスシールドをしたままなのか。ずっとこれでいいの？　と一つ一つ考えていかないと社会がおかしくなりますよ。

——突き詰めるとカミュの『ペスト』の世界ですね。人間は恐怖と戦い、人と人との間に信頼と連帯を築いていけるのか。

極論かもしれませんが、恐怖と戦うという観念を変えてみて、恐怖と思わないような形にまでしていった方がいいのではないかと思います。コロナが日常になり、ごく通常の感染症として対応できるようになればいいわけですよ。そうなるためにはウイルス側が変異してくれるのが一番ありがたいのですが、それはどうなるのか不確定な要素です。時間がかかるかもしれない。

だから、私たちの気の持ちようといいますか。コロナと戦うということではなくて、実際に戦っているのはウイルスではなく、人間の弱さとかそういうものと戦っているわけです。人間の方が変わっていく必要があると思いますね。

——文学的な希望を言いますと、コロナ禍をきっかけに人間の良い面といいますか、助け合う、共感するなどの人間性がより重視される社会へと変わっていけばいいかな、とも思います。

そうですね。こういう危機のときに、人間社会を崩壊させないために頑張るのが文学なのかもしれません。

あとがき

本書のインタビューの企画は私にとっては突然のことだった。それには伏線があった。この春、本書の編者である日本経済新聞編集委員の井上亮氏から同紙に掲載されたパンデミックに関する連載記事の取材を受けていた。取材の際、百年前のスペイン・インフルエンザ流行の話になったとき、ある書評で私が文化勲章受章者で歴史人口学者の故速水融先生のご著書『日本を襲ったスペイン・インフルエンザ』（藤原書店）を紹介したことが話題に上った。そこで井上氏が同書店社長の藤原良雄氏と旧知であることを知った。

実は速水先生と私にはちょっとした接点があった。同書の上梓の際、私に献本があった。読んでその価値はすぐにわかったが、ウイルス学と医学的記述の中に不満な個所をかなり見つけた。そこで先生に同書店を介し手紙を送った。「基本図書として将来に残る価値のある本だ。だが残念なことに医学的記述の部分に誤りが多く、その価値を貶めている。学生レポートなら再提出だ。修正するならお力添えする」と。今にして思えば偉い先生に対し随分と失礼な手紙である。

先生とは何度かやり取りもあり、相談にも乗っていただいた。先生は増刷時にウイルスにくわしい人の助言をもとに記述を改めたらしいのだが、知らなかった私は書評でまだ誤りにこだわっていた。コロナ禍を機に同書が増刷を重ねたため、藤原氏から再び献本をいただいた。「これでどうか」と再び電話で尋ねられ、おおむね修正されているがまだ私としては不満なところがあることや、手紙の後の速水先生とのかかわりをお話しした。

その後しばらく経って、井上氏経由でインタビュー本の話が来たのだった。私がコロナ禍にあたり自分の思うところをそんな調子で歯に衣着せず発信をしているのが、藤原氏の目に留まったのだろうか。

私は複数の視点からこのコロナ禍を眺めている。CDC（米国疾病対策センター）や国立感染症研究所で仕事をしていたウイルス研究者としての視点。そして、スペイン・インフルエンザのパンデミックと一九七六年の米国での「豚インフルエンザ事件」関連書籍の翻訳者としての歴史的視点である。

「ウイルス屋」の立場からは、コロナ禍で登場している〝専門家〟のありように苦言を呈している。彼らの誤った指導の延長上で生じている「変な感染対策」を批判する。それによって生じた幾多の社会の負の側面や人々の感染対策疲れに心を痛めてもいる。誤った指導は修正されるべきだ。

歴史の視点からは、過去に起きた様々な出来事と現在のコロナ禍の共通性と非共通性を俯瞰し、さらに百年後の未来の人々の目に映る今の世界のありようを想っている。それは、行政、専門家、メディア、一般社会が感染症の脅威に取り組むありようである。

本書で個々のテーマを十分に語り尽くせているか、といえば正直必ずしもそうではないかもしれない。これまでコロナ禍で問題になったＰＣＲ検査、葬儀の形式、学校閉鎖などのテーマでネット上でも発信してきた。興味ある読者には、できれば本書との重複を承知の上でそれらも読んでみてほしい。ところで重複といえば、本書中に章をまたぐ内容の重複がいくつかある。これは本書が複数回のインタビューの集合体であることからきている。言いたかった大事なメッセージの反芻としてご理解願いたい。

新型コロナウイルスによる感染症「COVID-19」については、昨年末の出現以来多くの人間が手を尽くして調べ上げ、すさまじい勢いでさまざまなことがわかってきている。古い知識は新しいものに置き換わり、われわれはそれを上手に活用していく。それはよいことだ。

だが、知識のありようと人間のありようは別である。知識はどんどん新しいものに変わっていこうとも、そして新たな生活様式が提案されようとも、人と人とのつながりや心のありようは変わるものではない。人間としての基本に関わるところは、ころころと変わってもらっては困るし、変えるべきではない。このことが本書で少しでも伝えられたらそれ以上のことはない。

私にはいま怖いものがほとんどない。あるとしたらいまの精神的に自由な生活が肉体的に続かなくなることだけだ。本書の中にも一部書いたが、それは私が一個の生物体である限り避けることのできない運命で、いつかは訪れる。そのためにやり遂げたい仕事が途切れてしまうことだけが怖い。何を言おうが正論さえ貫いていれば恐れるものはない。定年間際であり、これから出世しようとか、どこかから勲章をもらおうなどという気持ちもまったくない。

だから、論文を書くときもインパクトファクター（論文がどれくらい引用されたかを数値化したもの）など糞食らえ、どこかに嫌われて研究予算がつかなくなることを恐れる必要もなく、自分がやりたいことをやり、書きたいことを書く。メディアあるいはネットの受けを気にするなんて論外中の論外だ。

この企画は編者の井上氏の力があって実現できたと思う。今年の五月から八月にかけ、私はある事情から毎週火曜日と金曜日は職場の宿泊施設に泊まり込みで仕事をしていた。インタビューは七月下旬から八月上旬のその泊りの日の夜に行われた。午後六時半から七時ごろまで夕食をとり、インタビューは八時からスタート。毎回一時間半から二時間で計五回、約一〇時間の長丁場だった。

インタビューはコロナ禍の状況下らしく、仙台の私と横浜の自宅にいる井上氏とでパソコンのウェブ会議アプリZoomを使って行った。しかし、双方ともＩＴにはからきし疎く、最初は音声がまったく出ないというトラブルが生じた。仕方なく、パソコン画面で相手の姿を見つつ、電話でやりとりするなんともアナログな「新様式インタビュー」となった。

私は頭が悪く話下手である。物事を順序だてて語れないし重複も多い。そのくせ口数だけは多く、機関銃のようにしゃべる。相手のことを考えずにしばしば話を遮ってまで言いたいことを言う。言いたいことが頭の中に浮かんでくるのだが、他のことを話しているうちにそれを忘れてしまうことが多いため、それを忘れないうちに話そうとするからだ。こんなひどい相手に、わかりやすく質問を投げかけ、支離滅裂な返答から根気よく要点を引き出し文章に起こして形にしてくれた井上氏に対して、ただただ感謝あるのみである。

二〇二〇年九月

西村秀一

13 飲食店のテーブル、椅子、ドアノブのアルコール消毒

消毒の必要はない。とくに椅子。やるとしても、洗剤の入った水で濡らして絞ったきれいな雑巾で汚れを落とすような水拭きするぐらいで大丈夫。そもそもそんなところにウイルスはいません。仮にウイルスがいたとしても単位面積当たり極めてわずかに分散され、感染性のあるものがそれらの中にあったとしても時間とともに死んでいきます。

汚れていればアルコールは効かないので最初に水拭きが必要ですが、それだけで十分で、さらにアルコールで拭く必要はありません。それに1枚のアルコールシートでどれだけの面積を拭くのか。頻繁に交換しない限り、最後の方は適正アルコール濃度（70～80%）は保証されません。

14 飲食店の二人席、対面着座の禁止

他人の対人関係をそこまで縛るのはおかしい。お互い納得して座ろうとしているのに余計なお世話です。対面はだめで隣なら良いのか？　感染防御上、差はありません。

そのほかのやり過ぎ

◎学校での校歌斉唱のとりやめ
◎地方議会での質問時間の短縮化と制限
◎海水浴場の封鎖や富士登山の禁止
◎プロ野球の球場の全客席の毎試合消毒
◎駅のホームや待合所、公共施設のベンチの１席空けての使用
◎営業マンの家庭訪問での使い捨てスリッパの使用
◎授業が１コマ終わるたびに生徒に手洗いさせる先生
◎学校での生徒の机ごとの透明プラスチック板での囲いの中だけでのおしゃべりなしの給食
◎宅配配達員に対する忌避・配達されるダンボール箱の消毒
◎学校や公園の遊具の使用禁止
◎サウナの人数制限

着用はメリハリが必要です。近くで誰かが咳をしていて危ないと思ったら、マスクを隙間なくつけるためにマスクを手で押さえても良いくらいです。

9 ひとりの保護者が誰かの患者の濃厚接触者でPCRをしたら陽性だったので、学校全体を4日間休校にして、校内の消毒実施

やり過ぎです。保護者が陽性でも本当に患者かわからず、その生徒が感染している可能性も考えていない。これからそうしたことが起きるたびに、あるいは生徒の中からひとり陽性者が出ただけで休校にしていたら、生徒の学ぶ権利はどうなるでしょうか。

10 部活のバスケットボール、複数の人が触るのでこまめにアルコール消毒

部活中にバスケットボール経由で感染すると本気で考えていますか？　汚染が本当に心配なら、手を流水で洗わせれば済むこと。

11 大皿で料理を提供しない飲食店

各自が、とりわけ用の箸で料理を自分の皿に盛ればいいだけ。そもそも新型コロナウイルスでは、ノロウイルスのように料理を介して感染して複数の患者が出たという、証拠のあるケースは聞いたことがありません。

12 屋外でのマスク着用

散歩やジョギングをしている人は、神経質なだけで済まされるが、猛暑の中の登下校の生徒たち、工事現場の作業員、誘導のための警備員までがマスクをつけている（あるいはつけさせられている）のは、可哀そうというしかありません。戸外は風もあって、罹るリスク、感染を広げるリスクも限りなく無い。虐待あるいはパワハラに近い。

テレビのレポーターの屋外中継でのマスク着用が、まるでそれがお手本のように放映されているのも、ミスリーディングです。

汚染され不潔になっているかもしれません。それよりは、こまめに流水で手を洗うほうがはるかにましです。

5　レストランでの入店前の手のアルコール消毒

見ていると手のひらにちょっとだけアルコールをつけて、形ばかり手のひらを１〜２秒こすりあわせているだけの人たちがほとんどです。食べ物を手のひらで食べる人はいません。やるなら指先を丁寧に消毒すべきで、そうでなければ単にアルコールの浪費でしかありません。

6　図書館の本の表紙の消毒

表紙だけやる意味は？　各ページもやらなくていいの？　これも何かやっているふりだけのアリバイ的行為。たとえ本にウイルスが少しぐらい付いたとしても、そこからのウイルスの回収効率は極端に悪いですし、時間がたてばウイルスは死んでいます。本を介した感染リスクは低いです。そもそも図書館の本からウイルスを検出した人はいません。

7　形ばかりのパーティション、まじきりシート

パーティションは、本来は空気の流れを計算した設計が必要です。店の会計のところでよく見かける形ばかりのプラスチックの中途半端なパーティションは、リスクを下げも上げもしません。設置の仕方次第ではむしろ逆に空気の流れを阻害してエアロゾルを内側にこもらせてしまい、感染リスクを上げてしまいます。

8　「マスクの表面はウイルスで汚染されているから、触ってはいけない」という警告

それは臨床現場で医療従事者が患者から顔に直接飛沫を浴びせられたような場合であり、このときはマスク自体を交換します。そうではない場合には、たとえ仮に空気中にウイルスがいてそれをマスクで防いだとしても、マスクの表面には生きているウイルスはほとんどいません。マスクの内部に捕捉されています。マスクの表面の汚染を気にする必要はありません。それよりマスクの

〈附〉これは変だぞ、コロナ対策

1　お店の店員や学校の先生などの一般の人たちのフェイスシールド着用

フェイスシールドは、医療従事者が患者から顔に直接飛沫を浴びせられるのを防ぐためのものです。防御の意味ではエアロゾルの侵入は防げませんし、むしろ相手の咳を巻き込んでしまって感染のリスクを上げかねません。医療現場でも、きっちりとマスクをした上での着用が必須であり、一般の人たちが使うことはお勧めできません。

2　お店の店員や学校の先生などが着けているマウスガード（プラスチックの透明マスク）

マウスガードは、もともと食品を扱う人たちが自分の会話で唾液飛沫が商品にかかるのを防ぐためのもので、感染の防御には役立ちません。まわりに広げない目的でも、感染に関係のない大飛沫はブロックしますが、感染にかかわるエアロゾルの拡散防止は望めません。

3　バイキング形式の食事の提供の中止あるいはトングの使用の中止

バイキング形式での食事の提供が、集団感染を引き起こしたことが証明されている例はありません。トングが生きたウイルスで汚染されている、そしてそれによって感染が引き起こされるというのも想像上のことであり、実際にそれを示した事例は一切なく、恐れ過ぎの良い例です。

4　スーパーの店員、レストランの給仕の手袋着用

これは、たぶん対策をやっているふりのアリバイ的行為でしかなく、手袋を頻繁に交換しない限り、かえって手袋が一般細菌で

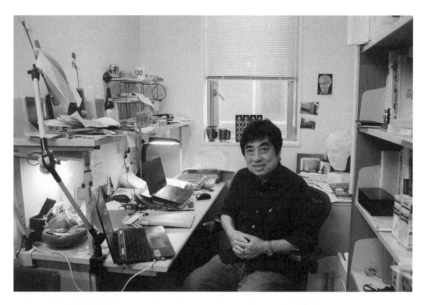

著者紹介

西村秀一（にしむら・ひでかず）

1955年山形生まれ。

1984年山形大学医学部医学科卒業、医学博士。山形大学医学部細菌学教室（現感染症学教室）助手を経て、1994年4月から米国National Research Councilのフェローとして米国ジョージア州アトランタにあるCenters for Disease Control and Prevention（CDC）のインフルエンザ部門で勤務。1996年12月に帰国。国立予防衛生研究所（現国立感染症研究所）ウイルス一部主任研究官を経て2000年4月より国立仙台病院（現国立病院機構仙台医療センター）臨床研究部ウイルス疾患研究室長、ウイルスセンター長。専門は呼吸器系ウイルス感染症、特にインフルエンザ。

著書に、『新型コロナ「正しく恐れる」II　問題の本質は何か』（井上亮編、藤原書店、2021年）、『もうだまされない 新型コロナの大誤解』（幻冬舎、2021年）、訳書に、A・W・クロスビー『史上最悪のインフルエンザ』（みすず書房、2004年）、D・ゲッツ『感染爆発』（金の星社、2020年）、C・コーワン『ヒッポ先生シリーズ』（2009-11年）、J・メイフュー『ケイティのふしぎ美術館シリーズ』（2011-13年、ともにサイエンティスト社）、R・E・ニュースタット、H・V・ファインバーグ『ワクチン いかに決断するか』（藤原書店、2021年）、内務省衛生局編『現代語訳　流行性感冒』（平凡社、2021年）がある。

編者紹介

井上 亮（いのうえ・まこと）

1961年大阪生まれ。日本経済新聞編集委員。1986年日本経済新聞社入社。元宮内庁長官の「富田メモ」報道で2006年度新聞協会賞を受賞。
著書に『非常時とジャーナリズム』（日本経済新聞出版社、2011年）、『焦土からの再生――戦災復興はいかに成し得たか』（2012年）『天皇と葬儀――日本人の死生観』（2013年、共に新潮社）、『昭和天皇は何と戦っていたのか――『実録』で読む87年の生涯』（小学館、2016年）、『象徴天皇の旅――平成に築かれた国民との絆』（平凡社新書、2018年）、編著に『新型コロナ「正しく恐れる」Ⅱ　問題の本質は何か』（西村秀一著、藤原書店、2021年）など。

新型《しんがた》コロナ「正《ただ》しく恐《おそ》れる」

2020年10月30日　初版第1刷発行©
2021年7月20日　初版第3刷発行

著　者　西村秀一
編　者　井上　亮
発行者　藤原良雄
発行所　株式会社 藤原書店

〒162-0041　東京都新宿区早稲田鶴巻町523
電　話　03（5272）0301
FAX　03（5272）0450
振　替　00160-4-17013
info@fujiwara-shoten.co.jp

印刷・製本　中央精版印刷

落丁本・乱丁本はお取替えいたします
定価はカバーに表示してあります

Printed in Japan
ISBN978-4-86578-284-4

父娘の訴えが「核兵器禁止条約」につながる

核を葬れ！

（森瀧市郎・春子父娘の非核活動記録）

広岩近広

「核と人類は共存できない」「人類は生きねばならぬ」……森瀧父娘は訴え続けた。そして「核兵器禁止条約」が二〇一七年七月に採択。核実験が繰り返され、劣化ウラン弾が製造・使用され、「平和利用」の名のもと原発がはびこる現在をのりこえ、全世界的な〝核〟の悪循環を断ち切り、核被害者（ヒバクシャ）を出さないために。

四六並製　三五二頁　**二六〇〇円**（二〇一七年七月刊）◇978-4-86578-130-4

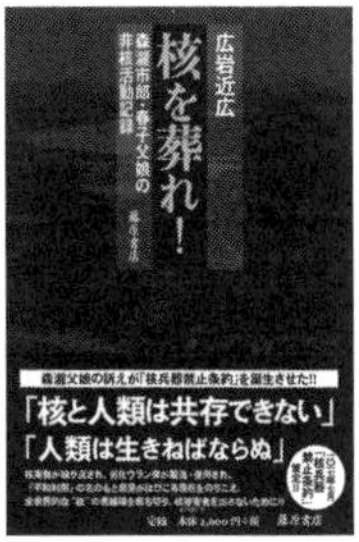

絶対に、「核と人類は共存できない」

医師が診た核の傷

（現場から告発する原爆と原発）

広岩近広

人類未知の原爆症に直面し、医師たちは多重がん、遺伝子への損傷など、その非人道性を証明した。また原発事故による核被害は、チェルノブイリの小児甲状腺がん多発で問題化し、福島でも健康問題が懸念され、医師たちを活動に駆り立てている。二三人の医師が、実名で渾身の告発をした、総合的な記録。

四六並製　三二〇頁　**二二〇〇円**（二〇一八年八月刊）◇978-4-86578-188-5

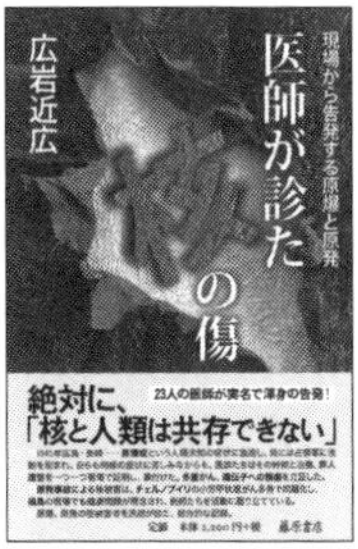

〝遅すぎることはない！〟

テクノクラシー帝国の崩壊

（「未来工房」の闘い）

R・ユンク　山口祐弘訳

危険が大きすぎるゆえに、技術への人間の従属を強いる原発産業の構造を、四〇年前に著者は暴いた。生物工学、情報産業などの過剰な進展が同様の〝帝国〟をもたらすと訴え、代替エネルギー、環境保全、反核・反原発等々、〝生命の危機〟に抵抗する全ての運動の連帯を説く。

四六変上製　二〇八頁　**二八〇〇円**（二〇一七年一〇月刊）◇978-4-86578-146-5

PROJEKT ERMUTIGUNG　Robert JUNGK

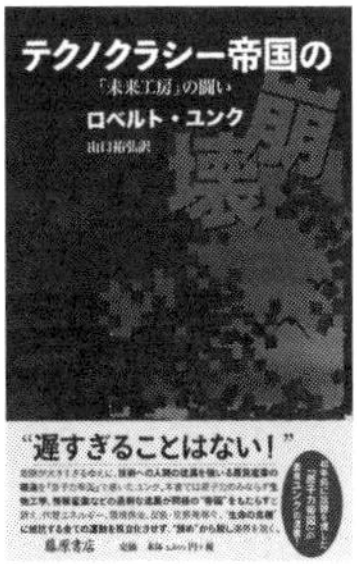

われわれは原子力から逃れることが出来るのか!?

原子力の深い闇

（〝国際原子力ムラ複合体〟と国家犯罪）

相良邦夫

戦後、世界は原子力（＝核）を背景に平和を享受し続けてきた。だが、今や我々をとりまく環境は、原子力に包囲し尽くされてしまった。本書は、国連諸機関並びに原子力推進諸団体及び国家などが、原子力を管理・主導する構造（国際原子力ムラ複合体）を、現在入手しうる限りの資料を駆使して解明する告発の書である。

A５並製　二三二頁　**二八〇〇円**（二〇一五年六月刊）◇978-4-86578-029-1

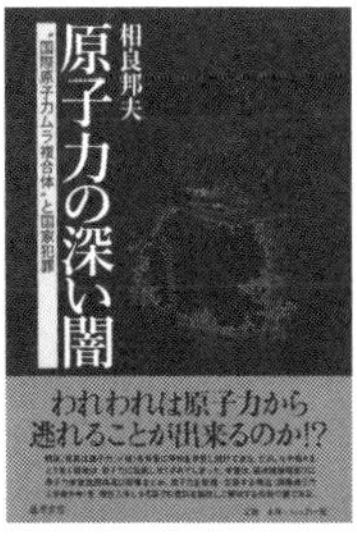

「愛と恐怖」の五百年物語

梅毒の歴史

C・ケテル
寺田光德訳

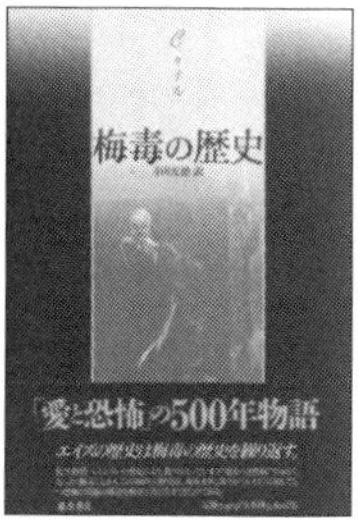

エイズの歴史は梅毒の歴史を繰返す。抗生物質ペニシリンの発見により、我々にとって今や恐るべき性病ではなくなった梅毒の五百年史が、現在我々がエイズに対して持つ恐怖と問題の構造を先どりしていたことを実証的に明かした、医学社会史の最新成果。

A５上製　四八〇頁　**五八〇〇円**
（一九九六年九月刊）
在庫僅少◇978-4-89434-045-9
LE MAL DE NAPLES　Claude QUETEL

総合的視角の初成果

エイズの歴史

M・D・グルメク
中島ひかる・中山健夫訳

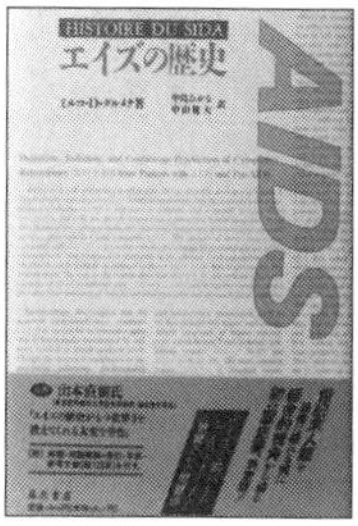

アナール派の医学史家が、ウイルス学・感染学・免疫学ほか、最新の科学的成果を駆使して総合的に迫る初の「歴史」書、決定版。「ウイルスを前にしたシャーロック・ホームズ」と世界で絶賛。〔附〕解題・用語解説・索引・年表・参考文献

A５上製　四八六頁　**五六三一円**
（一九九三年一一月刊）
在庫僅少◇978-4-938661-81-6
HISTOIRE DU SIDA　Mirko D. GRMEK

近代医学の選択を問う

世界史の中のマラリア

（一微生物学者の視点から）

橋本雅一

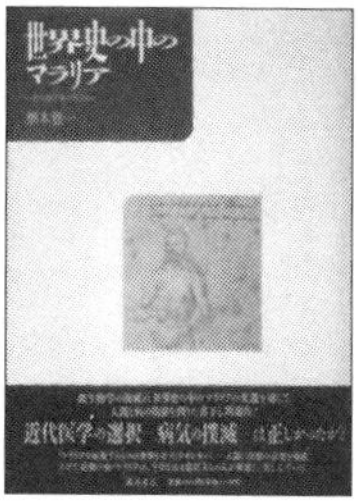

微生物学の権威であり、自身もマラリア罹患歴のある著者が、世界史の中のマラリアの変遷を通して人間と病の関係を考察し、病気の撲滅という近代医学の選択は正しかったか、と問う。マラリアとエイズの共存する現代を、いかに生きるかを考えさせる労作。

A５変上製　二四〇頁　**三一〇七円**
（一九九一年三月刊）
品切◇978-4-938661-21-2

細菌に関する総合的歴史書

人と細菌

（一七―二〇世紀）

P・ダルモン
寺田光德・田川光照訳

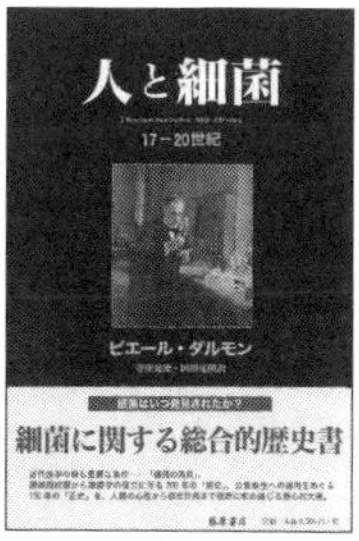

近代医学の最も重要な事件、「細菌の発見」。顕微鏡観察から細菌学の確立に至る二百年の「前史」、公衆衛生への適用をめぐる一五〇年の「正史」を、人間の心性から都市計画まで広く視野に収め論じる、野心的大著。

A５上製　八〇八頁　**九五〇〇円**
（二〇〇五年一〇月刊）
◇978-4-89434-479-2
L'HOMME ET LES MICROBES　Pierre DARMON